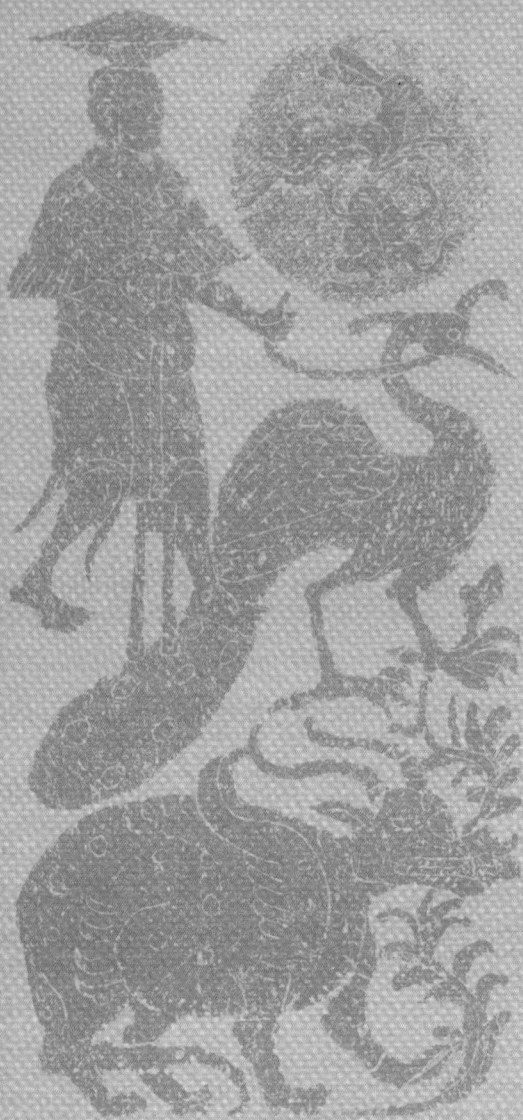

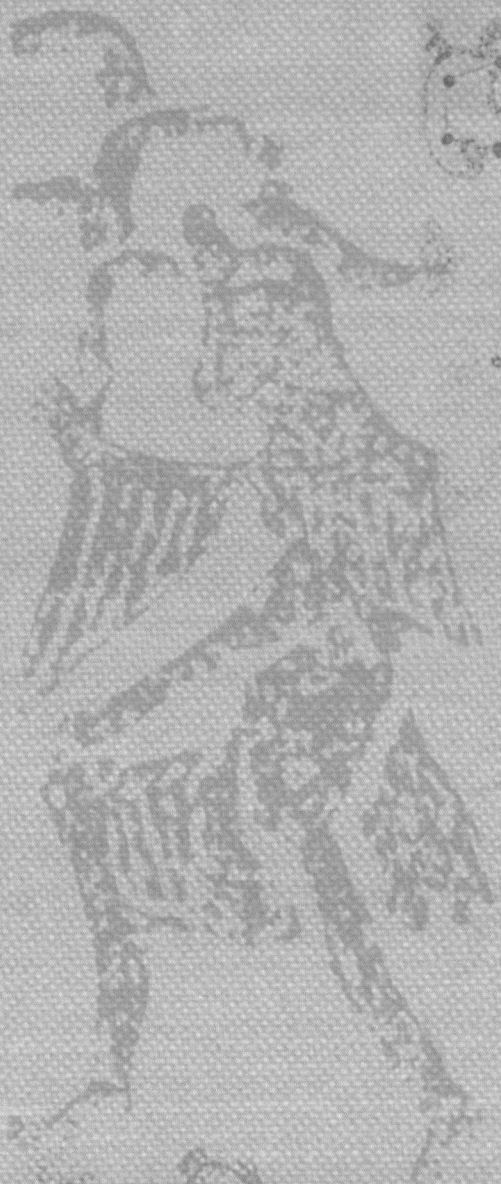

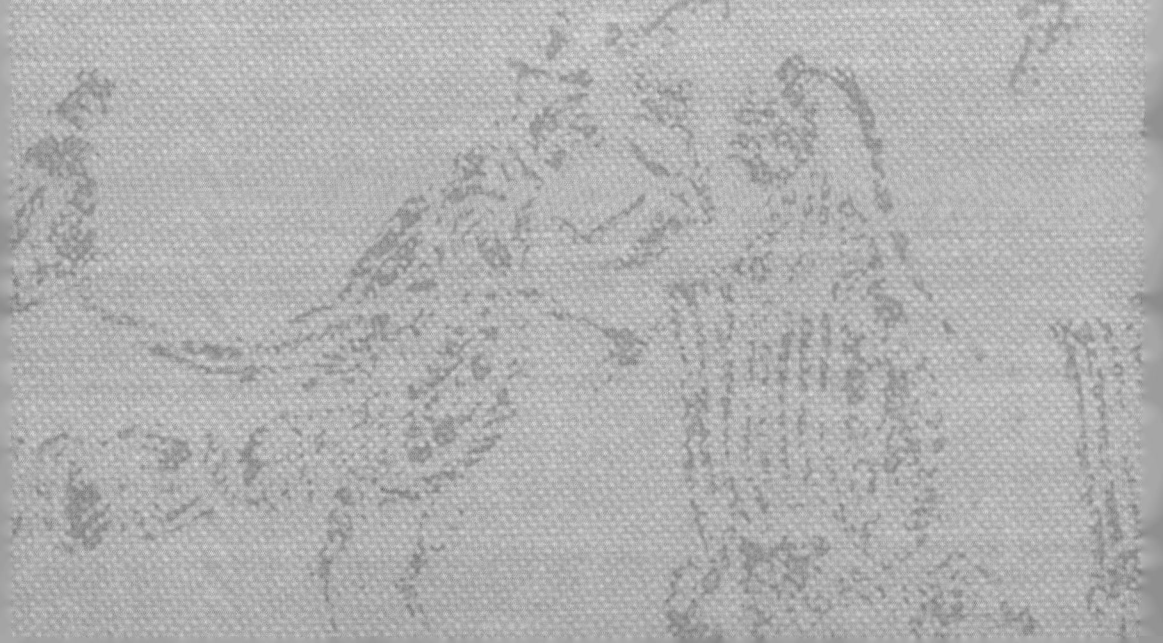

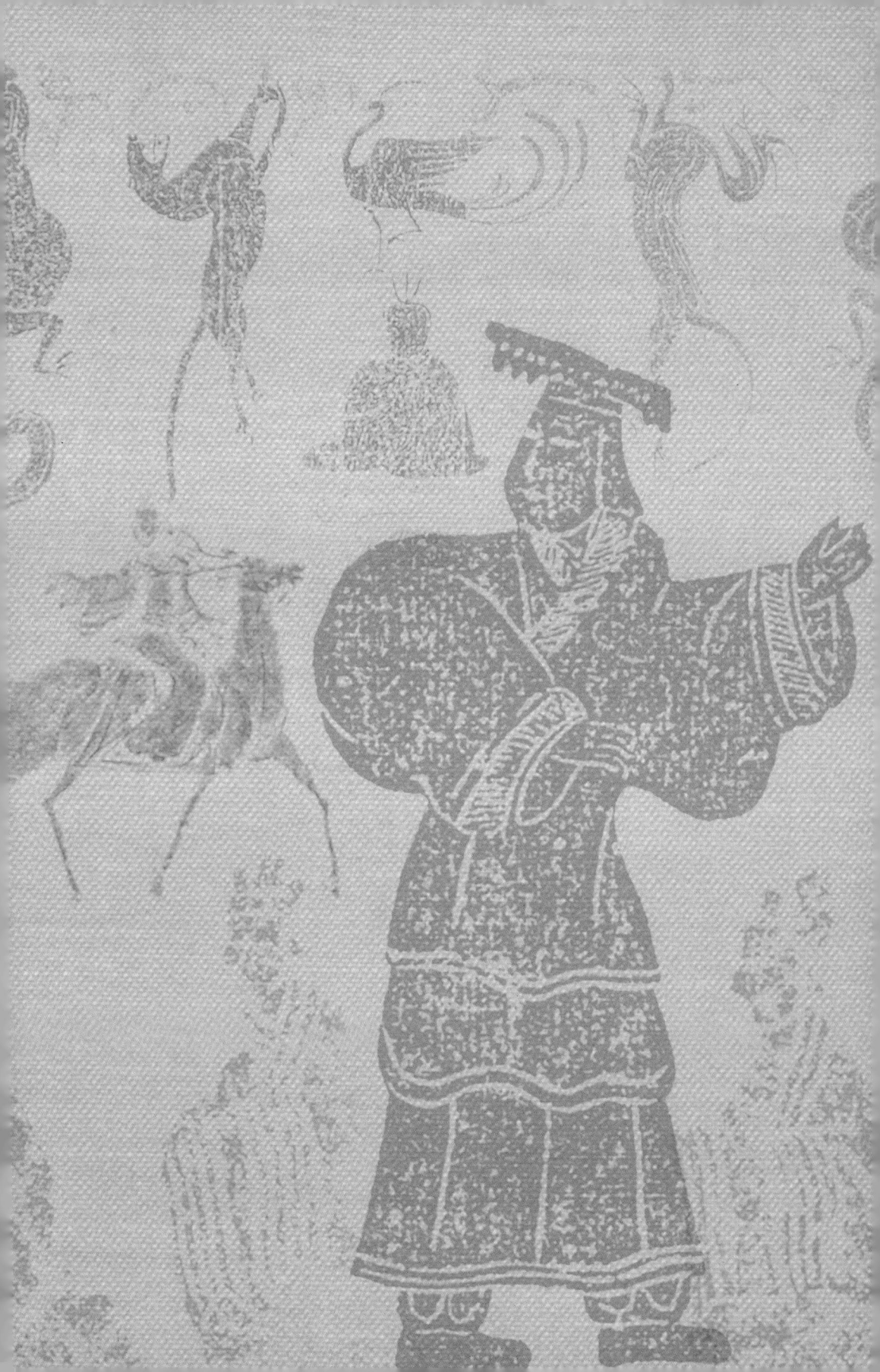

中国古医籍整理丛书

幼科医学指南

清·周 震 著

郑春素 校注

中国中医药出版社

·北 京·

图书在版编目（CIP）数据

幼科医学指南/（清）周震著；郑春素校注 . —北京：中国中医
药出版社，2015.1（2021.8 重印）

（中国古医籍整理丛书）

ISBN 978 - 7 - 5132 - 2014 - 9

Ⅰ. ①幼…　Ⅱ. ①周…　②郑…　Ⅲ. ①中医儿科学 - 中国 - 清代

Ⅳ. ①R272

中国版本图书馆 CIP 数据核字（2014）第 207579 号

中 国 中 医 药 出 版 社 出 版

北京经济技术开发区科创十三街31号院二区8号楼

邮政编码 100176

传真　010 64405721

廊坊市祥丰印刷有限公司印刷

各地新华书店经销

*

开本 710×1000　1/16　印张 12.5　字数 85 千字

2015 年 1 月第 1 版　2021 年 8 月第 2 次印刷

书　号　ISBN 978 - 7 - 5132 - 2014 - 9

*

定价　38.00 元

网址　www.cptcm.com

如有印装质量问题请与本社出版部调换　（010-64405510）

国家中医药管理局
中医药古籍保护与利用能力建设项目
组织工作委员会

主 任 委 员 王国强

副 主 任 委 员 王志勇　李大宁

执 行 主 任 委 员 曹洪欣　苏钢强　王国辰　欧阳兵

执行副主任委员 李　昱　武　东　李秀明　张成博

委　　　　员

各省市项目组分管领导和主要专家

（山东省）武继彪　欧阳兵　张成博　贾青顺

（江苏省）吴勉华　周仲瑛　段金廒　胡　烈

（上海市）张怀琼　季　光　严世芸　段逸山

（福建省）阮诗玮　陈立典　李灿东　纪立金

（浙江省）徐伟伟　范永升　柴可群　盛增秀

（陕西省）黄立勋　呼　燕　魏少阳　苏荣彪

（河南省）夏祖昌　刘文第　韩新峰　许敬生

（辽宁省）杨关林　康廷国　石　岩　李德新

（四川省）杨殿兴　梁繁荣　余曙光　张　毅

各项目组负责人

王振国（山东省）　　王旭东（江苏省）　　张如青（上海市）

李灿东（福建省）　　陈勇毅（浙江省）　　焦振廉（陕西省）

蔡永敏（河南省）　　鞠宝兆（辽宁省）　　和中浚（四川省）

项目专家组

顾　问　马继兴　张灿玾　李经纬

组　长　余瀛鳌

成　员　李致忠　钱超尘　段逸山　严世芸　鲁兆麟
　　　　郑金生　林端宜　欧阳兵　高文柱　柳长华
　　　　王振国　王旭东　崔　蒙　严季澜　黄龙祥
　　　　陈勇毅　张志清

项目办公室（组织工作委员会办公室）

主　任　王振国　王思成

副主任　王振宇　刘群峰　陈榕虎　杨振宁　朱毓梅
　　　　刘更生　华中健

成　员　陈丽娜　邱　岳　王　庆　王　鹏　王春燕
　　　　郭瑞华　宋咏梅　周　扬　范　磊　张永泰
　　　　罗海鹰　王　爽　王　捷　贺晓路　熊智波

秘　书　张丰聪

前　言

　　中医药古籍是传承中华优秀文化的重要载体，也是中医学传承数千年的知识宝库，凝聚着中华民族特有的精神价值、思维方法、生命理论和医疗经验，不仅对于传承中医学术具有重要的历史价值，更是现代中医药科技创新和学术进步的源头和根基。保护和利用好中医药古籍，是弘扬中国优秀传统文化、传承中医学术的必由之路，事关中医药事业发展全局。

　　1949 年以来，在政府的大力支持和推动下，开展了系统的中医药古籍整理研究。1958 年，国务院科学规划委员会古籍整理出版规划小组在北京成立，负责指导全国的古籍整理出版工作。1982 年，国务院古籍整理出版规划小组召开全国古籍整理出版规划会议，制定了《古籍整理出版规划（1982—1990）》，卫生部先后下达了两批 200 余种中医古籍整理任务，掀起了中医古籍整理研究的新高潮，对中医文化与学术的弘扬、传承和发展，发挥了极其重要的作用，产生了不可估量的深远影响。

　　2007 年《国务院办公厅关于进一步加强古籍保护工作的意见》明确提出进一步加强古籍整理、出版和研究利用，以及

"保护为主、抢救第一、合理利用、加强管理"的方针。2009年《国务院关于扶持和促进中医药事业发展的若干意见》指出，要"开展中医药古籍普查登记，建立综合信息数据库和珍贵古籍名录，加强整理、出版、研究和利用"。《中医药创新发展规划纲要（2006—2020）》强调继承与创新并重，推动中医药传承与创新发展。

2003～2010年，国家财政多次立项支持中国中医科学院开展针对性中医药古籍抢救保护工作，在中国中医科学院图书馆设立全国唯一的行业古籍保护中心，影印抢救濒危珍本、孤本中医古籍1640余种；整理发布《中国中医古籍总目》；遴选351种孤本收入《中医古籍孤本大全》影印出版；开展了海外中医古籍目录调研和孤本回归工作，收集了11个国家和2个地区137个图书馆的240余种书目，基本摸清流失海外的中医古籍现状，确定国内失传的中医药古籍共有220种，复制出版海外所藏中医药古籍133种。2010年，国家财政部、国家中医药管理局设立"中医药古籍保护与利用能力建设项目"，资助整理400余种中医药古籍，并着眼于加强中医药古籍保护和研究机构建设，培养中医古籍整理研究的后备人才，全面提高中医药古籍保护与利用能力。

在此，国家中医药管理局成立了中医药古籍保护和利用专家组和项目办公室，专家组负责项目指导、咨询、质量把关，项目办公室负责实施过程的统筹协调。专家组成员对古籍整理研究具有丰富的经验，有的专家从事古籍整理研究长达70余年，深知中医药古籍整理研究的重要性、艰巨性与复杂性，履行职责认真务实。专家组从书目确定、版本选择、点校、注释等各方面，为项目实施提供了强有力的专业指导。老一辈专家的学术水平和智慧，是项目成功的重要保证。项目承担单位山东中医药大学、南京中医药大学、上海中医药大学、福建中医药大学、浙江省中医药研究院、陕西省中医药研究院、河南省中医药研究院、辽宁中医药大学、成都中医药大学及所在省市中医药管理部门精心组织，充分发挥区域间互补协作的优势，并得到承担项目出版工作的中国中医药出版社大力配合，全面推进中医药古籍保护与利用网络体系的构建和人才队伍建设，使一批有志于中医学术传承与古籍整理工作的人才凝聚在一起，研究队伍日益壮大，研究水平不断提高。

本着"抢救、保护、发掘、利用"的理念，该项目重点选择近60年未曾出版的重要古医籍，综合考虑所选古籍的保护价值、学术价值和实用价值。400余种中医药古籍涵盖了医经、基础理论、诊法、伤寒金匮、温病、本草、方书、内科、外科、女科、儿科、伤科、眼科、咽喉口齿、针灸推拿、养生、医案医话医论、医史、临证综合等门类，跨越唐、宋、金元、明以迄清末。全部古籍均按照项目办公室组织完成的行业标准《中医古籍整理规范》及《中医药古籍整理细则》进行整理校注，绝大多数中医药古籍是第一次校注出版，一批孤本、稿本、抄本更是首次整理面世。对一些重要学术问题的研究成果，则集中收录于各书的"校注说明"或"校注后记"中。

"既出书又出人"是本项目追求的目标。近年来，中医药古籍整理工作形势严峻，老一辈逐渐退出，新一代普遍存在整理研究古籍的经验不足、专业思想不坚定等问题，使中医古籍整理面临人才流失严重、青黄不接的局面。通过本项目实施，搭建平台，完善机制，培养队伍，提升能力，经过近5年的建设，锻炼了一批优秀人才，老中青三代齐聚一堂，有效地稳定了研究队伍，为中医药古籍整理工作的开展和中医文化与学术的传承提供必备的知识和人才储备。

本项目的实施与《中国古医籍整理丛书》的出版，对于加强中医药古籍文献研究队伍建设、建立古籍研究平台，提高古籍整理水平均具有积极的推动作用，对弘扬我国优秀传统文化，推进中医药继承创新，进一步发挥中医药服务民众的养生保健与防病治病作用将产生深远影响。

第九届、第十届全国人大常委会副委员长许嘉璐先生，国家卫生计生委副主任、国家中医药管理局局长、中华中医药学会会长王国强先生，我国著名医史文献专家、中国中医科学院马继兴先生在百忙之中为丛书作序，我们深表敬意和感谢。

由于参与校注整理工作的人员较多，水平不一，诸多方面尚未臻完善，希望专家、读者不吝赐教。

国家中医药管理局中医药古籍保护与利用能力建设项目办公室
二〇一四年十二月

许 序

"中医"之名立，迄今不逾百年，所以冠以"中"字者，以别于"洋"与"西"也。慎思之，明辨之，斯名之出，无奈耳，或亦时人不甘泯没而特标其犹在之举也。

前此，祖传医术（今世方称为"学"）绵延数丁载，救民无数；华夏屡遭时疫，皆仰之以度困厄。中华民族之未如印第安遭染殖民者所携疾病而族灭者，中医之功也。

医兴则国兴，国强则医强。百年运衰，岂但国土肢解，五千年文明亦不得全，非遭泯灭，即蒙冤扭曲。西方医学以其捷便速效，始则为传教之利器，继则以"科学"之冕畅行于中华。中医虽为内外所夹击，斥之为蒙昧，为伪医，然四亿同胞衣食不保，得获西医之益者甚寡，中医犹为人民之所赖。虽然，中国医学日益陵替，乃不可免，势使之然也。呜呼！覆巢之下安有完卵？

嗣后，国家新生，中医旋即得以重振，与西医并举，探寻结合之路。今也，中华诸多文化，自民俗、礼仪、工艺、戏曲、历史、文学，以至伦理、信仰，皆渐复起，中国医学之兴乃属必然。

迄今中医犹为国家医疗系统之辅，城市尤甚。何哉？盖一则西医赖声、光、电技术而于20世纪发展极速，中医则难见其进。二则国人惊羡西医之"立竿见影"，遂以为其事事胜于中医。然西医已自觉将入绝境：其若干医法正负效应相若，甚或负远逾于正；研究医理者，渐知人乃一整体，心、身非如中世纪所认定为二对立物，且人体亦非宇宙之中心，仅为其一小单位，与宇宙万象万物息息相关。认识至此，其已向中国医学之理念"靠拢"矣，虽彼未必知中国医学何如也。唯其不知中国医理何如，纯由其实践而有所悟，益以证中国之认识人体不为伪，亦不为玄虚。然国人知此趋向者，几人？

国医欲再现宋明清高峰，成国中主流医学，则一须继承，一须创新。继承则必深研原典，激清汰浊，复吸纳西医及我藏、蒙、维、回、苗、彝诸民族医术之精华；创新之道，在于今之科技，既用其器，亦参照其道，反思己之医理，审问之，笃行之，深化之，普及之，于普及中认知人体及环境古今之异，以建成当代国医理论。欲达于斯境，或需百年欤？予恐西医既已醒悟，若加力吸收中医精粹，促中医西医深度结合，形成21世纪之新医学，届时"制高点"将在何方？国人于此转折之机，能不忧虑而奋力乎？

予所谓深研之原典，非指一二习见之书、千古权威之作；就医界整体言之，所传所承自应为医籍之全部。盖后世名医所著，乃其秉诸前人所述，总结终生行医用药经验所得，自当已成今世、后世之要籍。

盛世修典，信然。盖典籍得修，方可言传言承。虽前此50余载已启医籍整理、出版之役，惜旋即中辍。阅20载再兴整理、出版之潮，世所罕见之要籍千余部陆续问世，洋洋大观。

今复有"中医药古籍保护与利用能力建设"之工程，集九省市专家，历经五载，董理出版自唐迄清医籍，都400余种，凡中医之基础医理、伤寒、温病及各科诊治、医案医话、推拿本草，俱涵盖之。

　　噫！璐既知此，能不胜其悦乎？汇集刻印医籍，自古有之，然孰与今世之盛且精也！自今而后，中国医家及患者，得览斯典，当于前人益敬而畏之矣。中华民族之屡经灾难而益蕃，乃至未来之永续，端赖之也，自今以往岂可不后出转精乎？典籍既蜂出矣，余则有望于来者。

　　谨序。

第九届、十届全国人大常委会副委员长

许嘉璐

二〇一四年冬

王 序

中医学是中华民族在长期生产生活实践中，在与疾病作斗争中逐步形成并不断丰富发展的医学科学，是中国古代科学的瑰宝，为中华民族的繁衍昌盛作出了巨大贡献，对世界文明进步产生了积极影响。时至今日，中医学作为我国医学的特色和重要医药卫生资源，与西医学相互补充、相互促进、协调发展，共同担负着维护和促进人民健康的任务，已成为我国医药卫生事业的重要特征和显著优势。

中医药古籍在存世的中华古籍中占有相当重要的比重，不仅是中医学术传承数千年最为重要的知识载体，也是中医为中华民族繁衍昌盛发挥重要作用的历史见证。中医药典籍不仅承载着中医的学术经验，而且蕴含着中华民族优秀的思想文化，凝聚着中华民族的聪明智慧，是祖先留给我们的宝贵物质财富和精神财富。加强对中医药古籍的保护与利用，既是中医学发展的需要，也是传承中华文化的迫切要求，更是历史赋予我们的责任。

2010 年，国家中医药管理局启动了中医药古籍保护与利用能力建设项目。这既是传承中医药的重要工程，也是弘扬优秀民族文化的重要举措，不仅能够全面推进中医药的有效继承和创新发展，为维护人民健康做出贡献，也能够彰显中华民族的璀璨文化，为实现中华民族伟大复兴的中国梦作出贡献。

相信这项工作一定能造福当今，嘉惠后世，福泽绵长。

国家卫生与计划生育委员会副主任

国家中医药管理局局长

中华中医药学会会长

王国强

二〇一四年十二月

马 序

　　新中国成立以来，党和国家高度重视中医药事业发展，重视古籍的保护、整理和研究工作。自1958年始，国务院先后成立了三届古籍整理出版规划小组，分别由齐燕铭、李一氓、匡亚明担任组长，主持制订了《整理和出版古籍十年规划（1962—1972）》《古籍整理出版规划（1982—1990）》《中国古籍整理出版十年规划和"八五"计划（1991—2000）》等，而第三次规划中医药古籍整理即纳入其中。1982年9月，卫生部下发《1982—1990年中医古籍整理出版规划》，1983年1月，保证了中医古籍整理出版办公室正式成立，中医古籍整理出版规划的实施。2002年2月，《国家古籍整理出版"十五"（2001—2005）重点规划》经新闻出版署和全国古籍整理出版规划领导小组批准，颁布实施。其后，又陆续制定了国家古籍整理出版"十一五"和"十二五"重点规划。国家财政多次立项支持中国中医科学院开展针对性中医药古籍抢救保护工作，文化部在中国中医科学院图书馆专门设立全国唯一的行业古籍保护中心，国家先后投入中医药古籍保护专项经费超过3000万元，影印抢救濒危珍、善、孤本中医古籍 1640 余种，开展了海外中医古籍目录调研和孤本回归工作。2010 年，国家财政部、国家中医药管理局安排国家公共卫生专项资金，设立了"中医药古籍保护与利用能力建设项目"，这是继 1982～1986 年第一批、第二批重要中医药古籍整理之后的又一次大规模古籍整理工程，重点整理新中国成立后未曾出版的重要古籍，目标是形成并普及规范的通行本、传世本。

为保证项目的顺利实施，项目组特别成立了专家组，承担咨询和技术指导，以及古籍出版之前的审定工作。专家组中的许多成员虽逾古稀之年，但老骥伏枥，孜孜不倦，不仅对项目进行宏观指导和质量把关，更重要的是通过古籍整理，以老带新，言传身教，培养一批中医药古籍整理研究的后备人才，促进了中医药古籍保护和研究机构建设，全面提升了我国中医药古籍保护与利用能力。

作为项目组顾问之一，我深感中医药古籍保护、抢救与整理工作的重要性和紧迫性，也深知传承中医药古籍整理经验任重而道远。令人欣慰的是，在项目实施过程中，我看到了老中青三代的紧密衔接，看到了大家的坚持和努力，看到了年轻一代的成长。相信中医药古籍整理工作的将来会越来越好，中医药学的发展会越来越好。

欣喜之余，以是为序。

中国中医科学院研究员

马继兴

二〇一四年十二月

校注说明

《幼科医学指南》又名《幼科指南》，著于清顺治十八年（1661），初刊于清乾隆五十四年（1789）。作者周震，字慎斋，沙城（今河北省张北）人，生卒年不详，为明末清初医家，除《幼科医学指南》一书外，尚著《秘传女科》。

《幼科医学指南》全书贯阴阳于一理，合色脉于完全，详述心、肝、脾、肺、肾所主小儿疾病之辨证施治，并将医案附于后。

据《中国中医古籍总目》记载，《幼科医学指南》现传版本有 17 种。藏于辽宁省图书馆的乾隆三十年（1765）刻本为最早版本，但由该馆获得的书影显示其为乾隆五十四年（1789）刻本溧阳保赤堂玉树堂藏板（简称为"乾隆溧阳本"），且内容与国家图书馆所藏乾隆五十四年（1789）刻本溧阳保赤堂玉树堂藏板一模一样，所以推测是检索错误。同一年份刊刻的吴潘两氏校刻本宜兴道生堂藏板为其后各种版本的底本，且为福建中医药大学图书馆馆藏，可获得全文，比较后以吴潘两氏校刻本宜兴道生堂藏板为好，故以此版本作为底本，以乾隆溧阳本作为主校本，以清嘉庆十九年（1814）刻本溧阳保赤堂藏板（简称为"嘉庆溧阳本"）作为参校本。清乾隆刻本破损、缺失较多，已难复全貌，故校注者在底本、主校本、参校本中个别字无从辨认时，适当参考 1933 年上海广益书局石印本（简称为"石印本"）。

关于本次校注整理的几点说明：

1. 本次校注以吴潘两氏刻本为底本，以清乾隆五十四年

（1789）刻本溧阳保赤堂玉树堂藏板、清嘉庆十九年（1814）刻本溧阳保赤堂藏板为校本进行点校整理。同时参校 1933 年上海广益书局石印本。校注中涉及的版本均以简称标示。

2. 底本中的异体字、古字、俗写字、通假字，统一以规范简化字律齐，不出校记。

3. 编排正文体例；采用现代标点方法，对原书进行标点。

4. 书中同一个字多次校改者，仅在首见处出校记，余者不出校记。

5. 书中的药物名，如"梹榔""山查""只实""只壳""射香"等，均按照现代规范药名更改，不出校。

6. 书中的方名，有"溯原解毒汤"和"溯源解毒汤"两种写法，全书统一用后者。

7. 底本中因写刻致误的明显错别字，予以径改，不出校。

8. 底本中目次与正文标题不符之处，均以正文为准予以径改，不出校。

9. 底本中"医按""医桉"径改为"医案"，不出校。

10. 书中插图据底本原图扫描编排，不新加图题。

11. 原书中模糊不清、难以辨认的文字，以虚阙号"□"按字数补入。

序

医道莫①难于婴儿。古谚云：宁医十男子，莫医一妇人；宁医十妇人，莫医一小儿。诚以疾痛疴痒不能自陈也。至金沙王宇春先生之论又不然，谓小儿未受七情六欲之攻，未经五味八珍之渍，脏腑清虚，报之以药，易于为功。余谓：小儿肠胃柔脆，如竹之芽，稍加克伐，即伤真元。故凡著书家之命名，不曰保婴，即曰全幼，诚不能以峻攻耳。

沙城家慎斋先生，精通医学，所著各科，悉皆症治详明，足为准绳。其中《幼科》一书，贯阴阳于一理，合色脉于万全，尤称简要焉。惜未经梨枣②，抄写流布，多历年所，鲁鱼亥豕③，日以滋甚。窃古人制方，必视乎症之虚实，脱一字舛讹，为害非浅。予友吴子鹤山、潘子山晓悲悯者久之，于是搜罗善本，详加订正，条分缕析，了如指掌，颜曰《幼科指南》，捐资以付之剞劂④。是举也，体天地好生之德，普圣贤利济之心，非渔利也，非弋名也。古人云：身不能为良相，定当作良医。二公犹此志也。夫览是书者，百数十年之蒙蔽，一旦拨云雾而见青天，苟按症而求焉。宁患痼疾之不可退耶，是所谓难者犹难，而所谓易者诚易也。然则成是书者，既剧费心；而刊是书者，功岂在禹下哉？

乾隆己酉孟冬月歌岐周高烦犧亭氏序

---

① 莫：原作"曾"，据乾隆溧阳本改。

② 梨枣：旧时刻版印书多用梨木或枣木，故以"梨枣"为书版的代称。

③ 鲁鱼亥豕："鲁"和"鱼"、"亥"和"豕"篆文形似，以致引起误写错读。

④ 剞劂：雕刻，雕版。

凡 例

凡医家治大人易，治小儿难，盖因小儿无言可问，无脉可诊，全在察形、观色、听声数者而已，所以幼科较他科为尤难。

视色为四诊之首，不先辨色，何知休咎①。故首卷先立面图注明部位，为初学着眼审儿之要务。

是书旧无刻本，多属抄写。其中非脏腑辨论错乱，即证治指示不明，甚至字多别白，竟有不可解处。大抵由于初学手录，不知医中门路，以讹传讹，渐失真传。兹集再三校②证，悉除其弊。

是书分为四卷，首卷歌赋辩论，次卷杂症分条，三卷心、肝、肺二经，末卷脾、肾二经，书边俱用小字表名，以便学者查看。

各症后只立方名，不载药品。盖由方中药品繁多，难以赘述，故于各卷后设类方一条，载明药味分两，并蒸炙炮炒。此是闻一知十之法，学者当知类推。

丸方后必注丸子大小式样，如桐子大、麻子大、黍米大、芡实大、豆大，或溶化，或磨汁。正谓婴儿艰于饮药，当量大小强弱，随时增损故也。

是书立方必本古方，如地黄丸、平胃散、四物汤、六君子汤、五苓散、甘桔汤、参苏饮之类，概不好奇作异。

---

① 休咎：吉凶；善恶。
② 校：原作"较"，据乾隆溧阳本改。

是书立论必出中正。中正乃悉病徭①，治之得以尽法，吐词必由平易。平易雅俗并晓，临症庶无疑难。

五经有主病、有兼症，或正治，或从治，或先治其深，后治其浅，或急治其标，缓治其本，再四谆谆，绝不见其重复。

各症每分注数症，若遇疑难，再设，或问正，以见病之来不一其端，而治之方不一其术，令人知病有浅深，无容疏忽也。

类方中药品未经古人注释者不载，有伤阴德者不载，有其名而无其实者不载，有别名异名者亦不载，如洋参、官燕、天灵、人骨、阿魏、竹黄、石小、小草之类是也。

---

① 徭：古代统治者强制人民承担的无偿劳动。

目 录

卷　一

医门治例，小儿最难。肠胃脆薄，乳食易伤。筋力柔弱，风寒易袭。重绵厚衣，反助阳以耗阴；放饭流歠①，徒败脾而伤胃。欲观气色，先分部位：左颊属肝，右颊主肺，天庭离阳为心火，地阁坎阴为肾水，鼻乃土星，肺主通气。观乎色之所现，知其病之所起。况脾应乎唇，肺通乎鼻，舌乃心苗，目为肝窍，胃流注于双颐，肾开窍于两耳。爪则筋余，而脾为之运；发则血余，而肾为之主。脾司手足，肾应牙齿。凡观乎外，可知其内。红色现而发蒸，痰积壅盛，惊悸不宁；青色露而惊搐，额冷脚热，致发风候。煤之黑兮，中恶之因；橘之黄兮，脾虚之故。白乃疳痨，紫为热极。青遮口角，扁鹊难医；黑掩太阳，卢医莫治。鸦声鱼口，舌带黑色，枉费神思。肉脱皮干，直视目𥄂，空劳气力。年寿赤光兮，多生脓血。山根青黑兮，频见吐泻。朱雀贯于双瞳兮，火入水乡。青龙绕于四面兮，肝乘肺位，泻痢而形。戴阳者，须防咳嗽，而色拖蓝者，可畏疼痛。方殷常面青而唇撮，惊风将发，先颊赤而目直，火光熠熠，外感风寒，金气浮浮，中藏痞积，乍黄乍白，疳热连绵，又赤又青，风邪急紧察者。若精治者，须得口吐痰涎或白沫水，胃虚寒也。急惊风，目喜张。慢惊风，目喜闭。吐泻之症，乳食不化为伤食，当下之。吐泻，昏睡露睛，胃虚寒也。吐泻，昏睡不露睛，胃实热也。吐泻青白水，米食不化，胃冷也。吐泻黄赤紫黑者，皆热毒也。痢下如鹅鸭血者，胃烂也，不可治。阳

---

① 放饭流歠（chuò 啜）：大口吃饭和喝汤。

虚自汗，阴虚盗汗，小儿盗汗无用治也。额汗至胸，阳虚之症。胸汗脐下，皆属胃虚。眼眶若动，风热相干。胁筋刺痛，肝火将炽。遍身疼痛，风寒之症。咽喉肿痛，痰火之症。喉痹疰腮，风热之症。实热吐痰，虚极霍乱。伤食面黄、神昏、爱眠，食伤脾胃。咬牙甚者，肾虚不能制心火，亦发惊搐也。啼而不哭，烦也，肺有风也；哭而不啼，躁也，肝经病也；笑者，脾之痰也；笑而又哭，痛之甚也。唾者，肾有亏也。脐风忌于一腊，火毒畏于周年，惊自热来，痫因痰致。惊本心生风，由肝起，搐分左右，症有顺逆，病有虚实，且如病则热起，热则惊生，或治热以热攻，治寒以寒攻。热在表，柴葛解肌；热在里，芩连消毒。积热，无如集圣；虚热，妙在调元。乳食积伤，痰结壅滞。乳食伤胃则为吐呕，乳食伤脾则为泄泻。吐泻既久则成慢惊。或为痫病，乳食停积则生湿痰，痰则生火，痰火交作则成急惊。或为喉痹，痰火结滞则成痫吊。或为喘嗽，胎热胎寒禀受有病，撮口脐风，胎元有毒。腹痛乃感寒之侵，鹅口是胃中湿热，气色改移，形容变易。眼生泪眵，肝风睐①目。口流痰涎，脾冷滞积。气乏兮，囟门成坑。血衰兮，头发作穗，面目虚浮，定腹胀而气喘，眉毛频蹙则肚痛，以多啼。蛔出兮，脾胃将败。蛋疮兮，肛脏先亏，丹毒火乘于外，蕴热火积于中。中恶者，外邪乘也。睡②惊者，内火动也。积有常处，有形之血也；聚无定处，无形之气也。手如数物，肝风将发。面若涂朱，心火已炽。坐卧爱冷，烦热之故。伸缩就暖，风寒之畏。肚大脚细，面色黄兮，脾欲困而成疳。目睁口张，症朦胧兮，

---

① 睐：乾隆溧阳本作"眛"。
② 睡：原作"睡"，据乾隆溧阳本改。

势已危而必意。弄舌脾热，解颅肾衰。重舌木舌并，热积于心脾。哽气喘气俱，火熠于脾肺。龈宣臭露，必是牙疳，哺露丁奚，皆缘食积。外感发热，身热鼻塞，声重是也。内伤发热，肚热口苦，舌干是也。唇干作渴，肠鸣自利，山根红兮，是夜蹄，分为四症。乃邪热乘于心经，变蒸周于一岁，胎毒将散也，故不药无妨。心热，欲言而不能言。脾虚，无时而不好睡。病后失音者，肾弱。咳嗽失音者，肺痿。肚痛而清水流出者，虫灾。腹痛而大便酸臭者，积垢。口润赤而脾虚，舌长出而火熠。龟胸兮，肺火胀于胸膈；龟背兮，肾风入于骨髓。不能吮乳者，热在心脾。常欲俯卧者，热蒸肠胃。喜观灯火，烦热在心。爱吃泥土，疳热在脾。盗汗频频，脏腑虚弱。摇头揉目，肝热生风。伤寒惊搐，风盛发狂。喉中如锯，客风入肺。脱肛泻血，冷热积伤。目怕明兮，心肝受病。耳若聋兮，积热在肾。目赤兼青，将欲发搐。面青唇白，俱是风寒。面红唇赤，实热所伤。上热下冷，有痰在脾，一断伤食，泻痢不常，气涩肠滑。目直视兮，肝经有热；目连眨兮，肝经有风。心若痛兮，不吐水，乃寒侵也。鼻干黑燥，火盛金衰。肚大青筋，木强土溃。丹瘤疮疥，乃胎毒之流连。吐泻疟痢，皆食积之留滞。面浮虚肿，积气以攻。霍乱吐逆，胃积食伤。清涕常出，肺经受寒。小便赤涩，膀胱热聚。颊赤面黄，风伤腑热。行迟语涩，胎积气伤。项硬肝风气伤，木舌胃热生斑。气伤冷厥，长吁咬牙。风盛气生，眵泪羞明。三焦积热，或悲或恐，风邪入肾，张口出热，皆是风邪。目赤是积热，肝病疝气因胎中积热，心惊热炽，肝生风热，热则生风，故多发搐。痰盛发哮，积伤风热，乳癖脾痞因物所伤。似肿丹疮，腑之受热，非时咬乳，因喜受惊，气血虚却，为寒所侵则必唇青，口噤不止则必失音。面青呵欠惊风传肝，面黄呵欠脾虚受惊，面赤呵欠热伤于心。呵欠欲睡，实热之症；呵欠气伤，风寒之症。消渴口疮，心家积热，瞑目而睡，不思饮食，虚也。腹痛频频，是乳壅也。伤风贪睡，口干肺热，非时多睡，有积在脾。饮水不止，脾经实热，额红心热，鼻红肺热。非时偏冷偏热，由荣卫不顺及硬物伤乎脾胃。非时惊搐，为客气伤筋，非搐也。非时腹胀作泻，米谷不化，脾之积也。非时不思饮食，膈上壅滞也。大喜后食乳，多成惊疳；大哭后食乳，多成吐泻。心疼吐水，虫相侵也。吐水不心疼，寒也。急惊由于积热之深，凉泻偏宜；慢惊得于久病之后，温补为贵。头挺目窜而气喘兮，上士①莫医；口噤目张而足冷兮，神丹何济。闭目兮无魂，狂叫兮多祟。不知吐吞者，必见阎罗。及加闷乱者，终归蒿里。既知症候，须明调理。胎毒兮，甘草、黄连；食积兮，白术、枳实。急惊搐搦则导赤泻青，慢惊瘛疭则补中益气。集圣治疳，备急去积，抱龙丸化痰镇惊，胃苓丸养脾助胃。夜啼兮退热清心，晡热兮养血升提。理中止泻，香连止痢。积热不除兮，凉惊丸大有神功；沉寒难疗兮，养脾丸最为秘诀。痰火攻兮，三黄水谷下兮，一粒柴苓治疟，月蟾消癖，潮热金黄，咳嗽玉液。疮疥兮胡麻，丹瘤兮凉膈。吐泻而渴，白术散可投；烦热而渴，益元散为极。丹疹者消毒，肚痛者脾积，咳血衄血者茅花，重舌木舌者针刺，口疮不愈者洗心，腹痛不食者平胃。五拗治喘，四苓去水退黄消肿，胃苓丸加减堪行破积安虫。集圣从容可治婴儿，易为虚实，调理贵取其平，或补或泻，万勿过剂。切忌巴牛母多金石，辛热走气以耗阴，苦寒散阳而败胃。如逢食积解之，不可或迟。若遇虚

---

① 士：据后文，当作"工"。

羸，补之尤为最急。倘或少延便成痨毙，务在精详，不宜急遽。此先哲之心传，实后学之珍秘。

小儿发病根源赋

夫小儿有病，言脉无凭，察形观色，辨症施治。面黄多积，颊赤生风，渴则唇干，颊多气热。面色乍白乍赤兼发搐，客忤胎风。唇口或青或紫并流涎，虫攻肠胃。目胞浮肿，面色光白，若非久嗽，定因积久伤脾。眉额频攒，面色青黑，不是头疼，定然下痢后重。准青唇白，肢体冷而吐泻，积冷可知。鼻塞气粗，头额热如蒸状，伤风有准。偏身腹痛，啮齿风生，尿赤热多，粪青寒重，夜啼，为胎惊。风热腹痛则内吊，须防卧地，乃湿热侵脾。肌羸则成疳，可必伤寒则恶寒而面惨，伤食则恶食而腹膨，伤热则大便黄涎，被惊则睡中啼叫。夜热日凉乃阴虚之症，露睛昏睡乃阳弱之因。舌肿口疮乃心脾之蕴热，鼻流清涕乃肺腑之受寒。月内锁喉噤风乃是因寒而致，初生乳核便血尽属胎热之由。然吐有三因，治非一类，须分寒热及辨积伤，探形体之温凉，观唇额之赤白。小便闭利之是察，大便青黄之须知。乳积如泔，食伤酸臭。至若惊有二名，症分急慢。慢者九死一生，急惊因热甚而风木旺，慢惊由久病而脾土衰。实热先须截风，虚寒则当补土。惊痫忤吊，似是而非。痉痓脾风，若同而异。若夫疳虽有五，总系虚成。耳目鼻唇验诸五脏，或白眵白膜，或肚大青筋，或泻痢无常，或爱食泥土茶炭，或爱食石灰布筋，或喜卧冷地，或喜饮水浆，或耳鼻蚀疮。骨蒸发穗，既脚软而项小又喘嗽而肌羸，皆饮食之不调又外邪之侵袭是以。丁奚哺露，痨热无辜，形症多端，皆由此致。至于疟痢杂症诸条，大人同治，类推明辨。痘疮斑疹之症，尤在危险，要在专门，不惜真言复撮其略。

五脏根源不足论

人之有生，受气于父，成形于母，阴阳交合而成其身。一身之中，形体有四，头面一也，耳目口鼻二也，手足三也，皮肉筋骨四也。神藏有五，心藏神，肝藏魂，脾藏意，肺藏魄，肾藏志是也。有因父母禀受所生者，胎弱、胎毒是也。胎弱者，禀受气之不足也。子于父母一体而分，如受肺气不足，则皮薄怯寒，毛发不生。受心气不足，则血不华色，面无光彩。受脾气不足，则肌肉不生，手足如削。受肝气不足，则筋不束骨，机关不利。受肾气不足，则骨软。此胎禀之病，当随脏气求之焉。肝肾心气不足者，六味地黄丸主之。脾肺气不足者，参苓白术散主之。或曰五脏不足，古人专以六味地黄丸补肾，何也？太极之初，天一生水，精血妙合，先生两肾，肾者，五脏之本源也。经曰：植木者必培其根。此之谓也。盖子之羸弱即父母之精血弱也。故有头破颅解，神慢气少，项软头倾，手足痿弱，齿生不齐，发色不黑，行走坐立要人扶掖，皆胎禀不足，并宜地黄丸主之可也。若胎毒者，即精血之火毒，是命门相火之毒。男子以藏精，女子以系胞也。胎毒之说，先贤谓人生而静，天之性也。感于物而后动，性之欲也。欲者，火也。故思虑之妄，火生于心；恚怒之发，火生于肝；悲哀之过，火生于肺；酒肉之餍①，火生于脾；淫佚之纵，火生于肾。五欲之火隐于母血之中，即是毒也。男女交媾，精血凝结，毒亦附焉，此胎毒之源也。古人有解毒之方，如黄连、甘草之类，又有育婴延龄丹，

---

① 餍：吃饱；满足。

皆良法也。予立一方，名为生熟解毒丸。用丹溪三补之方，黄连、黄芩、黄柏^{半生用半酒炒}、甘草等分为末，如麻子大，朱砂为衣。曰：与小儿常服，豆豉汤下，甚佳。天行痘疹之岁，尤宜多服。凡小儿初生病，如虫疥、流丹、浸淫、湿疮、痈疽、结核、重舌、木舌、鹅口、口疮与胎热胎寒之类，俱是胎毒。如一腊之脐风，百日之痰嗽，难治。恰半岁而真搐，未周岁而流丹者，死。皆是也。小儿有三因所生病：衣服太厚则热，太薄则寒，寒热之伤，皆外因也；乳多则饱，乳少则饥，饥饱之伤，此内因也；客忤中恶，坠扑折伤，此不内不外因也。顺乎天时，适其寒温，则不伤于冷热矣。节其饮食，慎其乳哺，则不伤于饥饱矣。调护之谨，爱惜之深，必无纵弛之失矣。勿令庸手妄施汤药误儿性命可也。

五脏虚实补泻论

经云：邪气甚则实，真气夺则虚。所谓实则泻之者，泻其邪气也；虚则补之者，补其真气也。如真气实则无病矣，岂可泻乎？肝常有余，脾常不足，此是本脏之气也。盖肝乃少阳之气，儿之初生如木方萌，乃少阳生长之机，以渐而壮，故有余也。肠胃脆薄，所以不足也。若小儿五色修明，声音响亮，此心肺之气足也。乳食能进，大小便调，此肠胃之气足也。手足和暖，筋骨刚健，此肾肝之气足也。是为无病易养，不宜妄投药饵，诛伐无过也。如面色㿠白，声音微小，此心肺不足也。乳食减少，吐痢频并，此肠胃不足也。颅解项软，手足痿弱，此肝肾不足也。是儿多病难养，此以形体虚实，辨五脏之强弱也。有病者，各宜随五脏之虚实，按方治之。

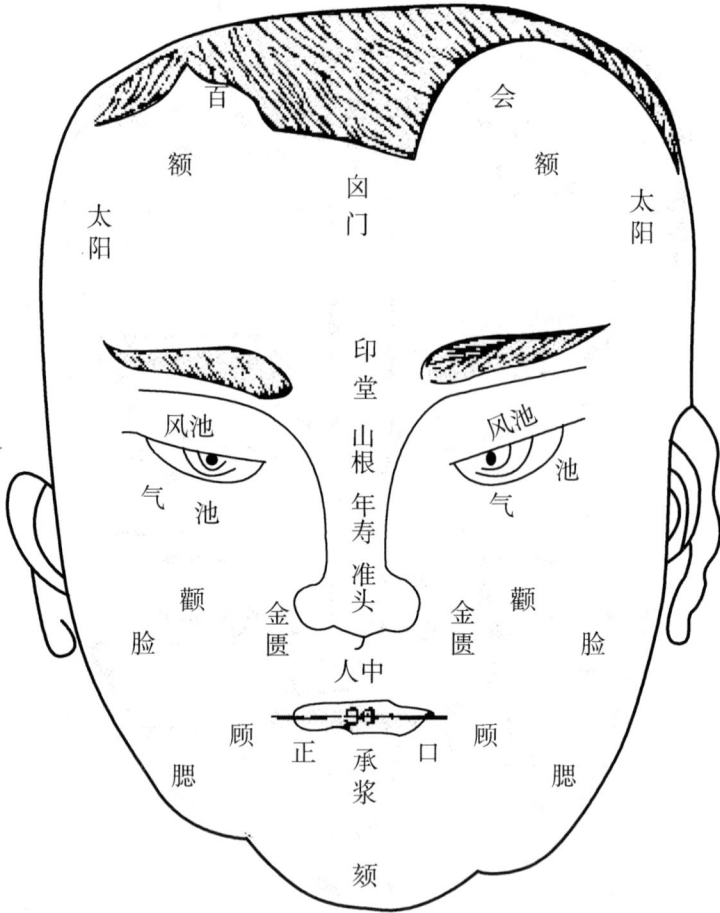

百
会
额　　　　　额
囟门
太阳　　　　　　　太阳

印堂
山根
年寿
准头

风池　　　　　　风池
池
气　池　　　　　气

颧　　　　　　　　颧
金匮　　　　　金匮
脸　　　　　　　　脸
人中

顾　　　　　　　　顾
腮　　正　　口　　腮
承浆
颏

色分部位图

正口：常红无病，干燥脾热，白虚寒。

人中：黑主火动腹痛。

风池：红热多啼，黄吐逆。

年寿：黄赤皆主吐泻痢。

山根：紫伤乳食惊。

印堂：青主惊，红热惊，白无病。

两眼：眼黑睛黄伤寒，眼白睛黄食积，眼赤心热，痰赤心虚，眼青肝经热。

两脸：赤主伤寒。

颧：赤主热。

额：青主惊，红主热。

承浆：青主惊，黄主吐。

两腮：红紫主痰气，青主惊。

两眉：红主夜啼燥热。

太阳：红主血淋，青主惊，赤主伤寒，两纹青夹惊伤寒，右青红惊恶症。

金匮：青主惊。

诊寒热病法

用三指曲按小儿额上，食指居上，中指居中，名指居下。若三指俱热，是风寒；三指俱冷，是吐泻。食指热，是胸膈满。名指热，是乳食不消。

小儿危症歌

鼻干黑燥，面黯黄焦，冷汗如油，鸦声鱼口，吐泻不定，精神不爽，唇若涂朱，太冲无脉，爪甲青黯，耳如煤染，服药不化，便尿无知，气急口张，舌卷囊缩，目直视而无光，脚龙抱而屈曲，总有丹丸将安施治。又如，药不下咽，通关不嚏，脐突胸肿，眼陷唇青，或手足冷如凝水，或喉中响如截锯，眉黑入耳，目赤贯瞳，与夫泻痢如筒，丹毒遍身似火，唇不盖齿，汗臭沾身，四肢不收，两眼白膜，惊痫后而喘发，吐泻后而嗽加，泻止复泻，眠而又眠，鼻孔张开，手足心肿，吐泻思①酒，下痢如肝，或实胸而陷胸，或舒舌而弄舌，或人中满而齿黑，或头发直而肌枯，将手抱头，脉青过命，皆死症也。

决死症歌

吐泻膨胀爪甲青，气喘摇头手抓人，筋过三关鱼刺样，忽然大叫必归阴。齿如解锯目生丝，角弓反张目吊之，十指无血兼声哑，项软如绵死可知。白如枯骨黑如煤，赤似涂朱凝不开，目青面黄人不救，四时黄润不须哀。十铨穴内布针施，此术人间识者希，红紫血流人即醒，若然化水不能医。要知儿病生与死，先观颜色听声音，唇青耳黑人难救，哭声不响赴幽冥。鸦声鱼口顶门高，直视目芤舌黑焦，腾蛇锁口筋盘肚，吐痰不住并头摇。

决死症日数歌

面色紫兮心气绝，五日之中亡可知，面青目陷绝肝经，三日云亡也可惊。面黄肢肿脾气衰，九日以来实可哀。面白鼻张绝肺经，三日之中定见阴。齿黄熟豆胃家败，一日阎君来索债。面如紫黑肾家伤，四日之间命必亡。口张唇青舌黑枯，脉绝五朝人必殂。凡儿足肿并身重，便不禁兮睛不动，药饵针刺不须加，免使亡儿空受痛。至于病后面目黄，将愈之兆喜非常。朝夕生意渐渐回，不久可以庆安康。病前病后宜安察，术者还须仔细详。

---

① 思：据文义，当作"似"。

察形色歌

左颊肝兮右为肺，额为心兮鼻为脾，肾主两颐分别症，更参五色是真机。肝病原来主面青，色白春间未易医，此是肺金来克木，色黄又被胃家欺。心病夏天当面赤，望色只愁形气黑，此是肾水克心火，色白又被肺家屈。肺病秋来面白宜，形如赤色最难医，此是心火克肺金，色青又是肝作威。肾病面黑冬天象，黄色见时多遭殃，此是脾土克肾水，色赤反致心魔障。脾主四季面色黄，青色来时不可当，此是肝木克脾土，色黑反使肾家强。唇赤面红是伤寒，脸青唇黑是惊风，唇青面白是疟疾，面黄如土是食痕。脉青起于左太阳，一度须惊易审量，赤是伤寒微热燥，黑青深色乳为伤。

又诀：痢疾眉头皱，惊风面颊红，渴来唇带赤，热甚眼朦胧。面黄多食积，青色是惊风，白色多成泻，伤寒色紫红。

虎口脉纹歌

虎口脉纹多，须知气不和。色青惊积聚，下痢泻如何。青黑慢惊发，入掌内吊多。三关急通过，此症必成疴。

又诀：小儿食指辨三关，男左女右一般看。一风二气三命关，说与医家仔细详。左手红生是线色，须知发热又兼惊。右手脉纹如左样，脾伤惊积一时生。纹头有似三又样，肺气生痰喘作声。色青应有伤寒症，若是宣红泻定生。指脉深青不暂停，微青腹痛粪多青。若兼黑色盘肠吊，眼搐牵抽不得宁。小儿指脉深红色，发搐惊时目强直。微红下痢腹中疼，吐泻脾虚多不食。指上纹生紫色深，惊时啼叫又呻吟。微微紫色肠中痛，若是纹弯主恶心。

三关主病辨

第一关，名曰寅关，即风关。如脉纹青紫，心肝有病，主惊搐。口舌生疮，发热，四肢厥逆，不食。黄白纹，主食停胃口，腹胀痛。色黑者不救。

第二关，名曰卯关，即气关。如脉纹青紫，心肝受病，日久成疳。发热，头晕，惊怖，面赤，口干。黄白纹，疳病在脾肺。吐泻发热，咳嗽吐痰。黑纹，疳病在肾。绕耳生疮，作痛作胀。

第三关，名曰辰关，即命关。如脉纹青赤，通过三关，直上爪甲，胃绝多死。

看小儿是惊不是惊论

凡入门，不可依他父母说惊，即用推掐以伤小儿元气，必先令以香油点灯，将小儿手掌放在灯前，照其有无，视其虚实，方可下手。如小儿指上筋才出初关，即时推散无事，热亦无害。所云筋出初关，可救者是也。筋出二关，红色，或才出三关，即时推之，服金枣丸可愈。所云筋赤二关，必然因食膈者是也。如筋透三关，青色，即时推之，渐转红色，服金枣丸可愈。所云筋青端，被水风伤者是也。若推二三次，筋不转关，青不转红，不可救治。所云筋透三关，命必亡者是也。然间有活者，惟指内筋已化水。掌内大亮，犹如不实鸡子一般者，百不生一，无用下手矣。

五脏绝中受克决死日论

夫声不出者，肺气绝。爪甲青者，肝气绝。便有紫血如痢疾者，心气绝。尿不自知者，肾气绝。吐止复吐并蛔出者，脾气绝。皆属不治。心经绝，囟肿囟陷，汗出不流，如珠如油，舒舌出口，舌肿发惊，深黑黯色，发直如麻，肤无血色，壬癸日死，水克火也。肝经绝，病重。啼哭无泪与不哭下泪，爪甲青黑，眼深如陷，舌卷囊缩，发搐目斜，连唇口动，手如抱头之状，或脚面青纹，其华在爪，其充在筋，庚辛日死，金克木也。脾经绝，人中满，人中黑，唇缩反张，或不盖齿，唇焦干黑，鼻孔开张，齿噤冷涩如油，口撮如囊，面如土色，四肢逆冷如湿石之状，吃乳不收，泻粪青黑，甲乙日死，木克土也。肺经绝，身热，咽汤水并菜食，入喉中响，是胃直①不能荫肺，目直青鲜，气喘不回，鼻头出汗，吃药噎嗽，痰涎□②塞，口□③喉鸣，鼻塞，鼻干扇燥，鼻冷，头汗，四肢不收，丙丁日死，火克金也。肾经绝，面黑神昏，眼黑睛肿，目无光彩，耳轮青黄焦枯，牙疳齿落，皮肤黑燥，惊风咬牙，黑色绕口，遗尿泻粪无时，戊己日死，土克水也。

观眉目诀

两眉红色主儿啼，眉皱头疼痫疾弛。眼胞浮肿主久嗽，不尔目疳疟疾虚。黑睛多者是胎实，白睛多者是胎瘦。病之将愈目眦黄，深红心热无他说。目多直视乃惊风，赤脉贯睛肝病凶。鱼目定睛非吉兆，瞳神中陷死之宗。冥目昏昏终似睡，或不转睛半开闭。两目总开无睛光，此病原来慢惊是。

---

① 直：据文义，当作"之"。
② □：原脱，据文义疑作"壅"。
③ □：原脱，据文义疑作"噤"。

辨手指诀

五指冷时必是惊，若逢指热伤寒成。两手中指稍头冷，必是麻痘症相侵。手足甲青心痛别，手足甲黑是筋绝。指上若有红丝缕，手心兼赤生难决。手搦拳者是急惊，手开撒者慢惊成。角弓反张惊风作，手足瘛疭名慢惊。气虚发热手足冷，血虚发热手足热。须知胃寒手亦寒，胃若热兮手亦热。

听声法

声轻者气弱也。重浊者风也，痛也。高喊者热将狂也。声急者神惊也。声塞者痰也。声战者寒也。声壮者热也。声喧者气不顺也。喘者气促也，逆也。喷嚏者气与风也。呵欠者倦而阴阳杂也，又风也。听其声而审之，吉凶可知矣。所谓闻而知之也。

观色法

色青病在肝，色红病在心，色白病在肺，色黑病在肾，色黄病在脾。若青而兼红，是心与肝二经之病。面青者，风也。红者，热也。白者，寒也。黑者，肾气败也。黄者，脾气虚也。哭者，病在肝也。多痰啼者，肺有风也。唾者，肾有亏损也。所谓见而知之也。

辨小儿伤寒伤热伤风伤食症候

指冷面青，躁而恶寒，左额有青纹，此伤寒也。掌心有汗，面色青红，人中青纹，独处不宁，时发惊悸，似惊非惊，此伤热也。面赤鼻塞，清涕交流，手足烦躁，此伤风也。眼眶或肿，右额纹青，头肚俱热，胸膈不宽，腹胀而吐，此伤食也。至若身热不常，饮食不减，唇红面赤，大小便秘，胁下汗出，亦热也。热病得汗热不退者死，热病汗不出或汗出不止者死。柴葛汤可用。

辨寒热用药

寒症　足胫冷，加牛膝、虎胫骨。腹虚胀，加茯苓、卜子①。面青白，加肉桂。脉沉细而微，加干姜。呕乳食，加丁香。目珠红，加枸杞子、柴胡。以上六症，并宜理中汤、四君子汤、五积散之类。

热症　足胫热，加牛膝、秦艽。面腮红，加黄芩、黄连、麦冬。大便闭，加槟榔、枳实。小便黄，加木通、车前。渴不止，加石膏、花粉。上气急，加葶苈、杏仁、桑白皮。脉紧急，加连翘、牛膝。以上七症，并宜用大连翘饮、凉膈散、升阳散火汤之类。

小儿服药法

用水一二杯煎药。性温热，食乳前服；性寒凉，食乳后服；性和平者，随时服之，不必拘定也。

食物之性

姜：味辛，能散寒邪，炮则和胃守中。

枣：味甘，无毒，能助十二经络，调和百药。去核同姜煎，否则令人烦闷。

---

① 卜子：莱菔子。

蜜：味甘平，安五脏，开肺，润皮毛，和百药。凡炼用绵滤过，文武火煎用。

白蜜霜：温中。

砂糖：杀疳虫，润肺助胃而利小肠，除寒热凉心。同笋食则生血瘕，小儿多食损齿消肌肉。

饴糖：润泽肠胃。

病宜下歌

婴儿实热下无伤，面赤睛红气壮强。脉大弦洪肚上热，颊腮喉痛尿如汤。屎硬腹胀胁肋满，四肢浮肿夜啼长。遍体生疮肚急痛，下之必愈是为良。

病不宜下歌

婴儿有病不宜下，不汗身热兼自泻。神困囟陷四肢冷，干呕气虚神怯弱。吐虫面白毛焦穗，疳气潮热食不化。鼻塞咳嗽及虚痰，脉细肠鸣烦躁呀。认将有积及疏通，用了之时真作怪。

病不宜吐下歌

孩儿无时忽大叫，不是惊风是天吊。大叫气促长声粗，乃因热毒闷心窍。不须吐下要和脾，若用吐下真可笑。

发热论治

病之热症不同，治法亦异，须分虚实，不可轻汗下也。如无汗，身热，头痛，遍身痛，恶寒，此伤寒发热也。宜散寒邪。先服惺惺散以去寒，次服凉惊丸以防内热。

有汗，身热，头痛，恶风，此伤风发热也。宜疏风解热。

先用柴葛解肌汤发去风邪，次用凉惊丸以防内热。以上二症，禀气旺者可用凉惊丸，虚者只宜用胃苓丸。

伤风发热吐泻乃脾胃虚也，用五苓散合理中汤即效。

伤寒恶寒无汗，用麻黄汤，汗后照前法治之。

暑月伤风发热，乃由汗出当风，以致浑身发热，自汗不止，此名暑风。用四君子汤加黄芪、麻黄根，以止汗去风，次服益元散以去热。

伤食发热，手心热，好卧，吐乳，大便酸臭，肚痛多啼，或腹胀喘急，不食乳食，皆由于饮食过伤，宜先去积。用丁香脾积丸，后以二陈汤加消导之味。

无时发热，日渐黄瘦，此由饮食久伤，不可轻下之。轻者保和丸，重者集圣丸主之。

有时发热，过时即退，来日依旧发热，其状如疟，此肺热也。用地骨皮散主之。

发热朝夕一日两度，此胃热也。由感冒风邪以致血脉凝滞，若不急治，必变为惊疳。虚者集圣丸治之，重者三黄散主之。

惊热者，遍身发热，面青，自汗，心悸不安，脉烦躁，狂叫，恍惚是也。宜凉惊丸退热，安神丸镇心。

夜热者，日间则退，此血虚也。宜人参当归散以补血，抱龙丸以防惊，或服白丹砂散亦可。

余热者，伤寒汗下后而热又起，此表里俱虚，气不归元而阳浮于外，不可妄用凉药。盖热去则寒起，古人所戒，但使阳气收敛，其热自退。宜用参苓白术散主之，甚者四君子汤加炒干姜即安。

疳热者，形色黄瘦，食不长肉，骨蒸盗汗，泄泻无常，肚大足小，多渴。此得于久病之后调理失宜①，又或伤饥失饱而致。宜集圣丸主之。

积热，颊赤口疮，大小便涩，睡中啼叫，不时烦渴，此表里俱热，或以酒、面煎炒及热药峻补，或孕妇炉火侵逼，皆能生热。盖表里内外蕴积之热也。先服三黄丸，后服凉惊丸或抱龙丸。

久热不止，由气血凝滞，壅塞五脏生热，蒸郁于内，则卧坐不宁，精神恍惚，火发于外，则表里俱热。先用抱龙丸镇惊。如热甚不退，大便闭结，宜三黄丸下之。

烦热者，心烦不定，五心躁闷，四肢微温，小便赤涩，宜导赤散加麦冬、山栀，再以凉惊丸去其内热。不然，一日二日蒸蒸发热，不时发热，不时汗出，必致骨蒸。

虚热者，或因汗下太过津液虚耗，或因大病之后元气受伤。三焦不顺，五脏不和，啼哭烦躁，皆能发热。其症困倦少力，面色青白，虚汗自出，神慢，气吁软弱，手足厥冷，轻按不觉，重按蒸蒸，此气血俱虚。气虚恶寒，血虚发热，宜用四君子汤加炒干姜。甚者，加熟附子一片。少退，以凉惊丸调之。

额热者，阳邪客于心也。心受邪则热乘于额，故先起于头面并身热，忽多惊，闻声则恐，由正气虚、邪气甚也。二气交争，发歇无时，进退不定，如客之往来，又名客热。先用导赤散去邪，后以凉惊丸调之。

实热者，气脉壮盛，脏腑充实，身热如火，手不可近，大便秘，小便赤涩，宜用丁香脾积丸主之。

痞热者，由饮食不消，伏结于内，致成痞块以生内热，熏

---

① 调理失宜：乾隆溧阳本作"失于将息"。

灼于外，宜用集圣丸主之。

疟热者，往来寒热，头疼汗出，呕吐不食，壮热增寒，作渴，遍身痛，宜小柴胡汤加羌活、苍术。腹痛，用备急丸下之。作渴，用白术散主之。吐泻，用理中汤主之。后以平疟养脾丸调之。

已午时发热，遇夜则凉，此心热也。轻者导赤散，重者四顺清凉散调之。

内热，遍身疮痒，多发丹毒之属。用轻手按之热甚，重手按之反不热，热在表也，宜柴葛汤加地骨皮、麦冬、竹茹。重手按之热甚，轻手按之不热，热在里也，宜升阳散火汤主之。

身热不恶寒，内热也。身热恶风，外感也。身热不饮水，热在外也。身热饮水，热在内也。身热饮滚水而不知热，阴盛而阳虚也，异功散主之。身热饮雪水而不知寒，阳盛而阴虚也，木香散主之。

凡风中有热，先除热。热里逢虚，先补虚。风热解之，风热利。冷温积下，病根除。此断用药法也。

看脐风法

小儿初生，要时常抱儿向明视之。如口内上腭有泡，急用银耳挖把破，去其毒血，勿令咽下，将桑根白汁时时涂之。不然，舌根紧硬，渐至撮口，难治。盖脐风之起，因剪洗时风水入内，以致腹胀。脐边硬，或脐突，乳食不减，但寒极近脐，腠理闭合，上食不能下出，遂发青筋胀，死者殊多。人尽不识此症，愚得其治法，至死而取效者甚多。如小儿哭声高，口吐沫，手捏拳，腹小胀，脐小硬，此即脐风之候也。急推三关脾土，以运动一身皮毛，后将生姜切片，火焙温，放在儿脐上，艾火灸五壮或七壮，灸后烧艾灰，掩在脐上，仍将艾一束揉熟烘热，缚在脐上，用神仙夺命丹通开脐关。从前脾积若出了，活不必言，苟迟延日久，则腹必胀，脐必翻，青筋突起，粪从口出，决死无疑也。

脐风歌

落地脐风看口唇，珠生上腭脐风真，登时就把珠挑破，薄荷姜饮送四神。

又歌：四神散在三朝用，牛粉丸调四日中，如若迟延少一日，小儿必定命无终。

断脐宜慎

盖脐在两肾之间，督、任、冲三脉之所系也。儿之初生，断脐护脐，不可不慎。断脐之时，隔布咬断者上也。以火燎断者次也。以剪断之，以火燎之，又其次也。护之之法，用软绵布缠裹，待其自落，勿使触犯而脱。三朝洗儿，当慎护其脐，勿令犯水。脐带落后，常换抱裙，勿令尿湿浸入脐中，自无脐风之患。所谓治之于未病也。儿生旬日之间，脐风最为恶症。凡觉喷嚏多啼，此脐风将发之候。急抱儿向明视之，如口上腭有泡，如珠如米，此病根也。色白者，初起也；色黄者，久也。用银耳挖刮破，勿令落下喉中。速煎甘草薄荷汤拭洗，预取桑白汁涂之。明日再视，有复，去之。不可因循以待后患，所谓治初病也。治已病者，不知调护于未病之先，又不急治于初病之日，致令泡子落入腹中，变为三症：一曰撮口，二曰噤风，三曰锁肛。症虽不同，皆脐风也。撮口者，儿多啼，口频撮，此脐腹痛也，犹可治，宜用雄黄解毒丸，否则死矣。至若噤风，牙关紧急，不能吮乳，啼声不出，发搐者，不治。锁肛，脐突青肿，腹胀，青筋浮露，大便闭塞者，不治。经曰：根于中者，名曰神机，神去则机息。故噤风乳食不得入，则机废于上矣；锁肛便尿不得出，则机废于下矣。所谓出入废则神机仓灭者是也。神死机息，虽神丹不可为矣，岂蜈蚣、全蝎诸药之可治者乎？

口能吮乳而不能下咽，名曰锁喉风。宜照前推三关脾土，急用宽喉散治之。

喉能咽而口不能吮乳，名曰锁口风。亦宜照前推三关脾土，急用擦牙散治之。

胎疾诸症

小儿一岁以前有疾，俱是胎毒，宜解毒汤。二岁以后有疾，多因食积，宜消导理脾。茯苓、陈皮、半夏、山楂、甘草、神曲、麦芽、干姜、木香、白术，气旺者减去白术。

小儿生下，遍身面目皆黄，犹如金色，身上壮热，大便不通，小便黄赤，乳食不思，啼叫不止，此胎黄也。因母受热而传于胎，宜用地黄汤与乳母食之。

小儿生下，壮热，反身握拳，口噤身直，涎潮搐掣，目闭面青，此胎惊也。因母忿怒跌扑以致触胎。但视其眉间，赤色鲜明，可治；黑暗者，不治。用至圣保命丹。

小儿四五六七日不吮乳，舌硬，牙根不动不开，宜用水火汤，乳调送下，少睡片时，大汗披身，尿屎并行者立愈。

生下一月后，遍身虫痒疥疮，浸淫湿烂，其皮如脱，日夜啼哭，忽一日其疮尽隐没，发搐而死。

小儿睡中喉鸣，名为上膈痰壅，日久生惊不治。

小儿有热在胸堂，伸缩无时，呢呢作声，身如弓张，热攻正气，以致脐突浮肿，此由断脐不谨使然也。但散其热自愈，宜用加味龙胆泻肝汤，可保无虞。

小儿腹胀者，胁肋吊肠卵疝，外因引痛而吓，肠胃郁结而不通，宜用紫霜丸疏利之。

小儿唇口动，面色赤黄，良久手足方微动，宜用四君子汤治之，加陈皮、白附子、钩藤。

小儿脾胃虚冷，面光白，目无神，口鼻气冷，肌肤瘦弱，吐水腹痛，乳食不化，睡中露睛，宜附子理中汤。

小儿脾胃虚弱，不思乳食，呕吐泻痢，宜健脾和胃，用参苓白术散主之。

小儿脾虚津涸，饮食不进，大渴饮水，宜加味四君子汤。若饮水多者，多煎服之。如不能食而渴重，加干葛。能食而渴，用人参白虎汤。

小儿未满百日，病腹胀，二日一大便，瘦弱身黄，宜升阳气，滋阴血，利大便，散惊风。全蝎去头足、神曲、升麻各三分，当归一钱，厚朴、桃仁各五分，水煎，食远服。一本神曲作人中白，又一本有细苏梗三分。

小儿虚秘，宜阿胶五分炒珠为末，葱白三根，生姜三片，蜜十匙，煎服。

小儿猝然肚皮青黑而死，急灸脐上下左右，各因身半寸，龟尾骨下，因身一寸。凡五穴各三壮，用胡椒涂腹可愈。

小儿中恶猝死，用葱白纳脐下部及鼻中，立活。或用石菖蒲末着舌底及吹两耳两鼻中，即愈。

小儿尿血，用蒲黄、生地、赤茯，加发灰少许，水煎服。

小儿尿出略停变成血者，宜四物汤加牛膝、山栀为君，六味俱用酒炒，水煎服。

小儿胎病，要行凉解，无如甘草、黄连，若还脾病，相参参、术、陈皮有验。

变蒸论

人有三百六十五骨，除手足四十五碎骨外，有三百二十数。小儿自生下后，一日行骨十下①，十日百下，三十二日，共计行骨三百二十下。为一变云：变蒸者，非病也。乃小儿生长之次第也。按钱仲阳先生云：三十二日一变，生肾，主志。六十四日再变，生膀胱，其发外症，耳与骶冷。肾与膀胱俱生于水，水数一，故先变主之。九十六日三变，生心，主喜。一百二十八日四变，生小肠，其发外症，汗出而微惊。心为火，火数二，故主之。一百六十日五变，生肝，主哭。一百九十二日六变，生胆，其发外症，目亦不开。肝属木，木数三，故主之。二百二十四日七变，生肺，主声音。二百五十六日八变，生大肠，其发外症，肤热而汗。肺属金，金数四，故主之。二百八十八日九变，生脾，主智。三百二十日十变，生胃，其发外症，不食，腹痛，吐乳。脾属土，土数五，故主之。以后生齿能言，知喜怒，故云始全也。然亦有至二十八日，或三十日，或三十四日而变者。此云三十二日者，语其常数也。变者，改易也；蒸者，发热也。变则发热，昏睡不乳，似病非病，虽是胎疾，实非胎热、胎毒之比。此少阳生长之气，发育万物之机也。儿之强壮者虽有不觉，气弱者始见如变。后形体渐长，知识渐增，乃为无病儿，故不必治。古有黑子散，姑置之可也。人或不知，

---

① 下：原作"段"，据文义改。

误以为热而汗下之，诛伐无过，名曰大惑，其间或有未及期而发热者，或有变留而不去者，抑别有他故者，须详察之。但若昏睡不乳，则不必治，待其自退可也。

变蒸兼症用药

兼有风寒者，宜惺惺散。兼伤乳食者，宜消导，用胃苓丸。兼被惊吓及客忤者，宜东垣安神丸与至圣保命丹。兼咳嗽者，宜甘桔汤。兼吐泻者，宜理中汤。兼惊风者，宜琥珀抱龙丸，或用泻青丸并导赤散，随症施治。如变蒸后受病，以治病为主，但勿犯其胃气。如病后变蒸，以补脾养正为主，宜用钱氏异功散或养脾消积丸、丁香脾积丸、育婴延龄解毒丸、溯源解毒丸之类加减治之。

小儿一岁至七岁后变蒸已定，脉虽难诊，口则能言，病多伤食。八岁以后，有脉可诊，与大人同。有因气动而病生于内者，如盘肠内吊、蛔虫痞块之类。有因气动而病生于外者，如伤食生冷之类。有不因气动而病生于外者，如四时感冒、金刃汤火之类是也。此三因之症，治法俱详于后卷。

发热胎疾诸症类方

柴葛汤
柴胡　黄芩　桂枝　赤芍　人参　干葛　甘草　淡竹叶七张
姜　枣
煎服。

理中汤
人参　白术　干姜　甘草　姜　枣
水煎服。如噤口、寒战、不乳，加木香、肉桂、芍药。

四君子汤

人参　白术　茯苓　甘草

水煎服。

五积散 治伤寒夹食

茯苓一钱五分　陈皮　枳壳　当归　厚朴各一钱　桔梗　川芎各八分　白芷　麻黄各五分　半夏七分　肉桂　炙草各三分　姜三片　葱五根

大连翘饮

连翘　车前　滑石　大力子　荆芥各一钱　瞿麦　蝉蜕　木通　山栀　防风各五分　甘草　柴胡各三分　赤芍　黄芩　当归各八分

凉膈散 治上膈一切热症

连翘　大黄　皮硝　苏薄荷　甘草　山栀　黄芩　竹叶　石膏

升阳散火汤

人参五分　干葛　白芍各一钱　羌活八分　独活　防风各六分　升麻　柴胡　甘草各三分

水煎。忌冷物。

惺惺散

人参　茯苓　白术　甘草　天花粉　川芎　当归　细辛　桔梗　防风　麻黄

引生姜三片。一本无川芎、当归、防风、麻黄。

凉惊丸 一名利惊丸

黄连　黄柏　黄芩　胆草　朱砂

用雪水为丸，如麻子大。

柴葛解肌汤

柴胡　黄芩　干葛　白芍　羌活　桔梗　白芷　石膏　甘草

一本有前胡、防风、牛蒡子、川连、荆芥、赤芍，无白芍、白芷。

胃苓丸

白术　茯苓　猪苓　泽泻　官桂　苍术　厚朴　甘草　陈皮　草果仁

五苓散

白术　茯苓　猪苓　泽泻　官桂

引加灯心煎。

麻黄汤

麻黄　桂枝　杏仁　甘草

益元散

滑石　甘草　朱砂

丁香脾积丸

三棱煨　莪术煨　细青皮去白,醋煮　木香煨　丁香去蒂　良姜　牙皂　巴霜　百草霜

醋糊为丸，麻子大，随症加减，能消宿食，去陈积。

二陈汤

半夏五分　陈皮八分　茯苓一钱　甘草三分

引姜三片。

保和丸

陈皮　枳壳　黄连　神曲　莱菔子　山楂　麦芽　槟榔

如胃虚，去壳、连、楂、麦，加木香、夏曲、白茯、枳实。

集圣丸

芦荟　五灵脂　夜明砂　陈皮　青皮　白术　木香　黄连　使君子　虾蟆　砂仁

治疳积通用。如痨加当归。

地骨皮散

知母　柴胡　甘草　人参　骨皮　半夏　赤茯

等分为末，姜汤下。

三黄散即三黄丸

黄连　黄芩　大黄

等分为丸，灯心汤送下。

安神丸

川连酒炒，一钱　朱砂一钱半　生地二钱　归身二钱半

为末，蜜丸，如黍米大，每服十五丸至三十丸，温水下。

人参当归散

当归　麦冬　骨皮各一钱　生地一钱五分　人参　柴胡　甘

草各三分

引加生姜三片。

抱龙丸钱氏制

南星泡七次　天竺黄各五钱　雄黄三钱　朱砂二钱　麝香一分

共末，蜜丸，如白果大，温水磨下。

白丹砂散

人中白二两　黄柏盐水炒　甘草　青黛各五钱

共末，每服一钱。

参苓白术散

人参五分　苡米二钱　白术　茯苓　扁豆各一钱　桔梗八分

砂仁　甘草各三分　莲心五粒　大枣三枚

导赤散

生地　木通　甘草梢　竹叶

小柴胡汤

柴胡四分　半夏八分　人参五分　甘草三分　黄芩一钱　生姜三片

大枣二枚

白术散

白术　茯苓皮各五钱　姜皮一钱　陈皮　大腹皮各三钱

共为末，米汤下。

备急丸

巴霜　大黄　干姜

等分为蜜丸，如小豆大，每服二三丸，中病即止，不可多服。

平疟养脾丸

人参　白术各三两　炙草二两　当归　陈皮　川芎　夏曲

苍术　厚朴各一两　柴胡　黄芩　猪苓　泽泻　草果各八钱　常

山　青皮各七钱　肉桂五钱　鳖甲一个

共末为丸。

四顺清凉散

大黄　当归　赤芍　甘草

水煎。

钱氏异功散

白术　厚朴　肉蔻　陈皮各二钱　木香　官桂　丁香　半夏

各一钱　人参　茯苓各二钱五分　当归三钱　附子八分

一本去附子，加大黄、干姜。

木香散治小儿腹胀泄泻神效

赤茯　前胡各一钱　诃子　陈皮　大腹皮各八分　木香五分

半夏六分　丁香　甘草　肉桂各三分　姜三片

一本去丁香、肉桂，加桂枝。

神仙夺命丹兼治胎毒

蜈蚣四条，去头尾足，火炙干，为细末　全蝎如蜈蚣制法　南星各四

两，去外留中心，用姜汁、桑汁、童便各浸一次　巴豆去皮壳，用纸研，去

油，每用药一两，用豆三分　羌活五钱　独活三钱　雄黄　朱砂各一钱

共末，用枣肉和匀为丸，如绿豆大，一岁七粒，一月一粒，一七者半粒。

四神散一名金枣丸，又说即半粉丸

牛黄七厘　干姜五分　朱砂一分　甘草三分

共末，寒用姜汤下，热用薄荷汤下。

雄黄解毒丸

明雄黄研　壮大黄各二钱　真郁金　巴霜各一钱

共为末，水糊为丸，如豆大，每服五丸，竹沥姜汁下，每用一二丸，外加乳香、没药各五分，更妙。

至圣保命丹一名千金保命丹，即保命丹也

南星　花粉各二两　朱砂二钱　蟾酥三分　麝香一分　甘草五分

研末，用甘草膏为丸，朱砂为衣。

宽喉散

牙皂　僵蚕各二钱　麝香一分

共细末，吹入喉中。

擦牙散

蜈蚣一条，去头尾足，火焙干，酒拌，再炒干，研细末，擦牙即效

解毒汤

川芎　当归各二钱　生地一钱半　白芍　黄芩酒炒　栀仁各七分
川连　甘草各三分　桔梗　牛蒡子各八分　灯心二分

地黄汤

生地　赤茯各一钱五分　赤芍　花粉　当归各一钱　川芎　猪苓　泽泻　茵陈各八分　木通五分　甘草三分

水火汤

朱砂　冰片各三厘　蓬蒿节四条，焙干

共末，乳调下。

加味龙胆泻肝汤

胆草　柴胡　麦冬　桔梗　赤芍　白茯　黄芩　防风　甘
草　大黄各五分

紫霜丸

紫石英　赤石脂各一两　杏仁五十粒　巴霜三十粒

共末和匀，化黄蜡为细丸，百日者三丸，一岁者服五丸。

附子理中汤

附子　干姜　甘草各三分　人参五分　白术　茯苓各一钱

一本无茯苓。

加味四君子汤

人参　白术　茯苓　广木香　白粉葛　广藿香

人参白虎汤

人参　石膏　甘草　知母　糯米

如头汗、面红、唇焦、发黑，去参，加麦冬、山栀。

四物汤

当归　生地　白芍　川芎

东垣安神丸

川黄连酒炒，五钱　朱砂水飞，三钱　甘草一钱半　生地二钱　当
归二钱半

共末，蜜丸，朱砂为衣，如米大，每服十五丸至二三十丸，
温汤送下。

甘桔汤

桔梗　甘草　苏叶　乌梅

外加阿胶。

琥珀抱龙丸

人参五钱　琥珀　天竺黄　白檀香各七钱五分　茯苓　陈胆星各八钱　炙草一两　枳实　辰砂各一两五钱

共细末，井水为丸，金箔为衣，阴干，每服一丸，薄荷汤下。

泻青丸

胆草　羌活　防风　山栀　当归　大黄

共末为丸。

养脾消积丸消宿食，去陈积

苍术五钱　白术一两　陈皮七钱　厚朴姜炒　枳实　青皮　半夏　麦芽　神曲　山楂五钱①

蒸饼为丸，如黍米大，每服二三十丸，米汤下。

溯源解毒汤

川芎　当归　人参　木通　赤芍药　生地　连翘　陈皮甘草

水煎服，治小儿疮疖，以此药与乳母服，更以少许涂乳与儿服之。

育婴延龄解毒丸治胎毒最妙

将小儿所断脐带，连胎，不拘长短，放新瓦上炙干，每一两加生甘草二钱，黄连一钱，朱砂一钱，研末和匀，白糖霜调用。磁罐收贮。每服一豆许，纳儿口中，以乳送下，一日一次，药尽为止。

---

① 山楂五钱：据文义，山楂后当脱"各"。

卷　二

指南赋分症制方

乳食伤胃则为呕吐。陈皮、半夏、藿香各五分，白茯七分，砂仁、枳实、炙草各三分，山楂一钱，姜三片，水煎服。

乳食伤脾则为泄泻。黄丹二钱，官粉、陀僧各五分，诃子肉、硫黄各一钱，白面四钱。共研细末，水调作饼，阴干。如服一饼，米泔水下。一本有轻粉五分。

吐泻既久则成慢惊。人参、白芍各五分，白术八分，白茯七分，炙草三分。手足冷加干姜五分，附子三分。

痰火交作则成急惊。半夏一钱，白茯八分，蝉蜕、荆芥、胆星、白附子、天麻各五分，甘草、羌活各三分，用姜汁竹沥冲服。

痰火结滞则成痫吊，或为喘嗽。赭石、僵蚕、钩藤、瓜蒌各一钱，乌梢蛇五分，天麻三分，蜈蚣一条。一本有犀角一钱。

胎热，禀原有病。黄连、陈皮各三分，生地、连翘各一钱，麦冬、薄荷各八分，木通五分，灯心二分。

胎寒，禀受有病。桔梗五分，陈皮八分，炙草、小茴、木香、干姜各三分，生姜三片。

脐风撮口，胎原有毒。蜈蚣半条，麝香五厘，蝎尾炒三个，僵蚕七分，木香三分，钩藤五分，川乌尖一个生用，共末，每服一分，姜汁竹沥汤调下。

腹痛，乃感寒之侵。人参三分，白术八分，干姜、肉桂、吴萸各二分，炙草四分，生姜二片。

鹅口是胃中之热。生石膏二钱，连翘一钱，黄连三分，薄荷七分，大力子八分，生甘草五分。

气乏兮，囟门成坑；血衰兮，头发作穗。羌活一钱半，木香三分，白芍二分，仙茅、生地、菟丝子各一钱。

面目虚浮，定腹胀而气喘。卜子、茯苓皮、苏子各一钱，瓜蒌八分，山楂、枳实各三分，羌活六分。

眉毛频蹙，必肚痛以多啼。干姜、官桂、苍术、陈皮各五分，厚朴八分，木香、甘草各三分。

口流痰涎，脾冷积滞。白芍八分，干姜三分，贝母一钱，乌药六分，陈皮一钱。

蛔出兮，脾胃将败。黄芪一钱，人参、甘草、白术、陈皮、当归、乌梅各五分，柴胡三分，姜三片，枣二枚。

蚕疮兮，肛脏先亏。黄连五分，苦参一钱，赤芍、丹皮各八分，石膏二钱，黄柏三分，水煎。

丹毒，火乘于外。连翘、滑石、山栀各一钱，瞿麦、车前、当归、柴胡、黄芩、蝉蜕、赤芍各八分，生甘草六分，防风一钱，荆芥七分，木通五分。

蕴热，火积于中。柴胡八分，防风、当归、山栀、木通各五分，荆芥、黄芩、蝉蜕各七分，赤芍、大力子、滑石、车前、瞿麦、连翘各一钱。

中恶者，外邪乘也。白芷、陈皮、厚朴各六分，川芎五分，当归、白芍、茯苓、桔梗、苍术、枳壳各八分，半夏四分，麻黄四分，干姜、肉桂、甘草各二分，引姜三片，葱三根。

睡惊者，内火动也。人中白、辰砂、黄连各一钱，麦冬二钱，共为末，服时加珍珠末三厘，用灯心汤送下。

手如数物，肝风将发。赭石一钱，柴胡、青皮各八分，白芍四分，陈皮五分，半夏、赤茯各七分，甘草三分，水煎。

面若涂朱，心火已炽。人中白、青黛各一钱，黄柏五分，辰砂一分，甘草二分，共末，每服五分，竹茹汤下。

伸缩就暖，风寒之畏。苏叶五分，干姜二分，甘草三分，防风八分，前胡一钱，姜三片，葱三根。

肚大脚细，面色黄兮，脾欲困而成疳。砂仁、牛膝、苍术各五分，楂肉、白术、使君子各一钱，胆草三分，干蟾、三棱、莪术、青皮、厚朴各八分，芦荟二分。

目睁口张，症朦胧兮，势已危而必备。柴胡三分，厚朴、枳壳、郁李仁、麻仁各一钱，大黄一钱半。

弄舌脾热。藿香八分，防风、山栀各一钱，石膏二钱，甘草三分。

解颅肾衰。枸杞、当归各一钱，故纸一钱半，小茴三分，青盐二分。

重舌木舌，并热积于心脾。白芍、黄连各二分，槟榔、桔梗各五分，元参、山豆根各一钱，甘草三分。

哽气喘气，俱火炎于脾肺。黄芩一钱半，葶苈、白芍、天冬各一钱，杏仁、百合各五分，水煎。

龈宣臭露，必是牙疳。元参、防风、麦冬各一钱，黄连五分，连翘八分，荆芥七分，番木鳖三厘，水煎。

哺露丁奚，多缘食积。槟榔八钱，莪术、香附、三棱、砂仁、山药、枳壳各一两，陈皮、白术、麦芽、山楂、苦楝子各五钱，甘草三钱，用粟米饭为丸，如麻子大，每服二三十丸，白汤下。

唇干作渴，肠鸣自利。乌梅一个，干葛、白茯、麦冬各二钱，花粉、陈皮各八分。

外感发热，身热鼻塞声重是也。人参三分，紫苏、干葛、前胡、茯苓各一钱，半夏八分，陈皮、甘草、枳壳、桔梗、木香各五分，姜三片，枣二枚，水煎。

内伤发热，肚热口苦舌干是也。苍术泔浴三分，厚朴五分，陈皮、枳实各八分，甘草二分，麦芽、山楂各一钱。

夜啼兮，分为四症，乃邪热乘于心经。黄连三分，天冬、麦冬、黑丑各一钱，薄荷、灯心各五分。

心热，欲言而不能言。猪苓、茯苓、泽泻、滑石、白术各一钱，黄连六分，阿胶二钱，麦冬八分，青黛三分。

脾虚，无时而不好睡。白术、茯苓、瓜蒌仁、黄芪各一钱，人参、甘草各五分，白芍、黑姜各三分。一本无黑姜。

病后失音者肾怯。熟地一钱，萸肉、山药、茯苓、丹皮、泽泻各五分，共研末，每服一钱，盐水汤下。

咳嗽失音者肺痿。桔梗、合仁各一①钱，甘草三分，诃子五分，木通八分。

肚痛而口流清水者虫灾。花椒三分，苦楝根皮、槟榔各三钱，用酒煎服，立止。

腹痛而大便酸臭者食积。胆草二钱，研末，用香油打鸡子成饼，隔夜与小儿频服。

口润赤而脾虚。白术一钱半，人参五分，白芍、莲肉各一钱。

舌长出而火熠。黄连、麦冬、青黛、硼砂。

龟背兮，肾风入于骨髓。故纸、甘草各三分，青盐一钱，枸杞、杜仲各五分，水煎。

---

① 一：原脱，据乾隆溧阳本补。

龟胸兮，肺火胀于胸膈。大黄、甘遂、葶苈各五分，贝母一钱，水煎，加白蜜一匙。

不能吮乳者，热在心脾。黄连、麦冬、蝉蜕、青黛、辰砂各五分，白芍一钱。

常欲俯卧者，热蒸肠胃。黄连、枳壳、郁李仁、知母各一钱。

喜观灯火，烦热在心。滑石六分，甘草一分，辰砂五厘，青黛一钱，薄荷汤下。

爱吃泥土，疳热在脾。花粉一两，砂糖和丸，如弹子大，每服一丸，用白芍使君子汤下。

盗汗频频，脏腑虚热。黄连五分，黄芩八分，黄柏四分，防风、当归各一钱，文蛤三分，水煎。

摇头揉目，肝热生风。防风、胆草各一钱，荆芥七分，柴胡四分，羌活八分，大黄五分，水煎。

伤寒惊搐，热盛发狂。白芷五分，陈皮、厚朴各六分，当归、茯苓各一钱，川芎、白芍、桔梗、苍术、枳壳各八分，半夏、麻黄各四分，干姜、肉桂、甘草各三分，赭石九分，羌活七分，姜三片，葱三根，水煎服。

喉中如锯，客风入肺。人参、陈皮、枳壳、桔梗各五分，苏叶、干葛、前胡、茯苓、贝母、葶苈各一钱，半夏六分，黄芩八分，甘草四分，木香三分，姜三片，枣三枚。

脱肛泻血，冷热积伤。蛇蜕三条，葱三根，俱烧灰为末，生蜜调和，用绢托上。内服升麻三分，当归、黄芪各一钱，人参、甘草各五分，白术、陈皮、柴胡各八分，瓜蒌二十粒。

目怕明兮，心肝受病。黄连五分，柴胡、蒙花、黄芩各八分，枸杞三分。

耳若聋兮，积热在肾。连翘、黄芩、黄丹各八分，大黄、石膏各一钱，薄荷七分，山栀六分，皮硝五分，甘草三分，竹叶二十张。

目赤兼青，将欲发搐。防风、荆芥各一钱，赭石二钱，台乌药八分。

面青唇白，俱是风寒。朱砂一分，雄黄、天麻、草乌、南星、半夏各二分，共末，每服三厘，姜汤下以取汗。

面红唇赤，实热所伤。柴胡五分，枳壳、郁李仁、连翘、石膏各一钱，黄芩八分，大黄二钱。

上热下冷，有痰在脾，一断食伤。半夏、陈皮、茯苓、白芍各八分，甘草三分，神曲、红曲各六分，卜子四分。

泻痢不当，气涩肠滑。龙骨二钱，赤石脂一钱一分，水粉八钱_{炒黄}，枯矾一钱，共末，米汤下。半岁者二三分，五六岁者七分。

目直视兮，肝经有热。柴胡、白芍各八分，甘草五分，龙胆草一钱。

目连眨兮，肝经有风。柴胡、白菊、防风各一钱，天麻五分，赭石一钱半，甘草三分。

心若疼兮，不吐水，乃寒侵也。木香八分，胡椒二分，干姜三分，山栀、肉桂各五分，水煎。

啼而不哭，烦也。北五味七粒，知母、黄连、石膏、麦冬各一钱，白茯神二钱，水煎。

哭而不啼，躁也。枣仁二钱，当归一钱半，防风、胆草各一钱，柴胡八分，炙草三分。若虚而手足冷者，加入人参三分、吴萸二分，去胆草。

积热，无如集圣。芦荟、五灵脂、夜明砂、陈皮、青皮、蓬术、木香各三钱，黄连一钱半，使君子、虾蟆炙各二钱，共末，用雄猪胆二个取汁，打糊为丸，如麻子大，每服五十丸，米汤送下。

虚热，妙在调元。人参一钱，黄芪一钱半，甘草五分，水煎服。

初生诸疾

初生口噤，用南星去皮、片脑少许和匀，指醮生姜汁，同药在儿牙根上擦之，立开，否则用定命散治之。

初生脐风撮口，多啼不乳，口出白沫，非脐上中风，即瘀粪未出，乳食过伤之故也。用全蝎二十个去头足，好酒涂炙，麝香一分，共为细末，每服五厘，金银花汤送下。又方：用辰砂三厘，僵蚕五分酒炒，蛇蜕炒五分，麝香三厘，共末，蜜调少许，涂口唇。

初生脐疮，因洗浴水入脐中，或尿溺浸湿，故致脐肿烂也。用人参五分，红绵五分，黄牛粪五分，干胭脂五分，俱烧灰为末。如疮湿，敷之；疮干，用香油调搽。

初生不尿，因母食煎炙等物，热流胎中，故儿生下即肚胀肾肿，或脐四旁青色，不可救也。若见此症，用葱一把打碎，乳半杯，同煎片时，分四服即通。若不乳食者，虽通无益也，不可治。

初生腹肿欲绝，大小便不通，令妇人漱口吸咂小儿，胸前背后心、脐下、手足心，凡七处，红色为度，顷刻自通。

初生脐风，哭声昼夜不绝，不思乳食，急视小儿上腭，有一根肉似柏叶者，急用银针挑破之，自愈。

初生不吮乳，此因拭口不净，秽物入腹，令腹胀气短，不能吮乳。或呕吐，乳不得下，或胎中受寒腹痛，亦不吮乳。此症多啼，但以木香散主之。

初生下地无皮，此因母或居楼居舟，受胎十月而未受土气故也。可挖地坑，令其子母坐卧于坑中，不旬日肤目生也。一法用陈壁土研极细末，敷儿身亦可。

初生面无光彩，身无血色，两目无神，肌肉消瘦，此名胎怯。宜八珍汤治之，又用外浴法洗之。

初生浮胖，遍身红色，满月后渐渐消瘦，五心烦热，此名胎肥。亦宜八珍汤治之。

初生七日，肾囊缩者，乃风寒所致，用硫黄二钱，吴萸二钱，共末，研蒜调蛇床子，微火烧烟熏之。

初生舌下有白膜连舌，状如榴子，哭不出声，以指甲刮破出血，勿令落喉中，否则难治。

初生下地，被血溃眼，以致红肿不开，令母以新波①水口含吸之，用舌嘅②开但损母齿效过。

初生目不开，用熊胆少许蒸水洗眼，一日五六次，自愈。

初生喷嚏，多啼，身热不乳，急看上腭有小泡，以指刮破，勿令毒血致儿咽下。

初生月内啼哭，目中出血，此由伏热所致。

初生月内腹中滚鸣啼哭，此由洗迟所致。

初生半岁夜啼，用当归一钱，人参五分，黄连三分，淡竹叶七张，煎汤渐渐与儿饮之。

初生五月以内乍寒乍热，用冬瓜皮绞汁服，最妙。

---

① 波：乾隆溧阳本作"汲"。
② 嘅：吐。

初生不能常哭，不能常乳，啼亦无气力，宜服独参汤，渐渐能啼能食也。

初生大小便下血，用生蒲黄一钱，油发灰一钱，共为末，或生地汁或米汤送下。

初生被风寒所吹，鼻塞气粗，服药不得者，用南星末、生姜汁调贴囟门。

初生下地，宜用甘草一分，黄连一分，朱砂三厘蒸汁，与小儿食之，以解胎毒之病。

舌上发黄泡出水，一名青蛇剑，一名殿舌风。用大螺蛳三个炒干为末，雄黄三分，灯心灰五分，共末擦之。

舌上白胎不退，饮食多啼，用辰砂五分，硼砂五分，枯矾五分，穿山用炒三片，为末擦之。

木古①，由脏腑壅滞，心脾积热，热气上冲，致舌尖肿大，塞满口中。若不急治，为害最速。宜朴硝一味，为末敷之。一方用乌药三钱，僵蚕二钱，蝉蜕一钱五分，蝎梢一钱，赭石一钱酒煅七次，乳香一钱，共研末，每服二钱，金银花汤送下。又方：用乌药一钱，甘草一钱，钩藤一钱，羌活一钱，枳壳一钱五分，荆芥一钱五分，防风一钱五分。

大小便诸疾

大便闭，此邪热在里，胃有燥粪。三焦郁热，则津液干枯，乃大肠夹热也。宿食留滞，则腹胀闷痛，胸痞欲吐。宜用葱白三根水煎，去葱，入阿胶炒二钱及生蜜溶化。食前服此方，治虚闭最妙。

---

① 木古：据文义，当作"木舌"。

小便闭。小肠者，心之腑也，水窦流行，随其气而行之，故心气一壅，小便不通。心气若寒，小便多弛。心气若热，小便艰涩。心气积热，小便赤白，夫赤而又白者，肾闭不通。所谓下结，腹紧，膨满不通，其结热甚，用努力施，点滴而出，是不通利，于心疼痛，精神昏悴，速取地龙二条去泥烧灰，存性，研末，加蜜少许，敷茎卵。又方：用烧蚕蜕同朱砂、麝香、冰片研细末，麦冬灯心汤送下，食前服即效。又方：用琉璃炒成朱，煎汤服。

小便不通，此由心肾不交，阴阳不调。热则不通，冷则不禁，热甚则小便绝无，肾与膀胱俱虚故也。用赤茯、麦冬、车前、木通、灯心水煎，食前服。

小便淋沥，卧而多惊，东垣所谓邪在少阳厥阴，宜加太阳药兼补中气，升举发散之。用羌活、防风、藁本、甘草、柴胡、泽泻、车前入蜜，食前服。

冒暑小便涩，宜猪苓、泽泻、木通、茯苓、白术、车前、麦冬、灯心，或单用鲜车前绞汁，入蜜少许，食前服之。

遗尿不禁，用牡蛎一钱，益智仁一钱，石菖蒲五分，为末，酒调服。又方：用乌药、益智等分，山药糊为丸，盐汤送下，亦治便数。

生下大便三五日不通，此名锁肛。由胎中受热，热毒壅盛，结而不通，无复滋润，急令妇人以温水漱口，吸咂儿胸前、背后心并脐下及手足心，共七处，各四五遍，用轻粉五分，蜜少许，温水化开，时常少许服之，以通为度。如再不通，是肛门内合，以金簪通入寸许，将香油和蜜纳入其中。若肛门肿胀，不乳，再作呻吟之声，至七日决死。

吐泻诸疾

吐乳，用苏叶一钱，甘草一钱，滑石一钱，水煎服。

呕吐，用半夏二两_{易泡}，焙干为末，分两处，一分用生姜一两_{切细}同焙香干，一分用肉桂五钱同焙香干为度。用纸摊地，拣去焦末，每服二钱，姜三片，水煎。

吐泻不止，吐以二陈汤为主，泻以四君子汤为主。又验方用大半夏，将香油炒制，不麻口为度，酒面纸包湿透煨热，等分为末，分服五分，大者一钱，治吐姜汤下，治泻米汤下。又外治法治泻，用白芷、干姜二味为末，蜜丸纳脐内，油纸盖之，将热鞋底熨之，立止。

吐泻，用甘草二钱，干姜二钱，煮白术二两，为末，用白糖霜调服。大者服一钱，小者服五分，淡姜汤下。

吐泻不止，用丁香五分，白术一钱，肉果七分，共研末。吐用姜汤下，泻用米汤下。

吐泻发渴，用黄丹、朱砂、白矾，等分为末，入枣肉为丸，如黄豆大，每服三丸。以针刺在香油灯火上存性为末，用米泔水调服。

吐泻腹痛，用白术一钱，滑石二钱，干姜五分，陈皮五分，炙草五分，水煎服。

小儿呕吐不同。有伤冷吐者，乳片不消，面白眼慢，气缓神昏，额上汗出，此因风寒入胃，或食生冷，或伤宿食，胃气不纳而出。宜温胃去风寒、除宿食，宜理中丸定吐饮主之。

伤热吐者，面赤唇红，一吐而尽出，乳片消而色黄，遍体热甚，宜五苓散去桂、泽泻及香薷饮治之。

伤积吐者，眼胞肿，足冷，腹热，日轻夜重，或吐黄酸水，噯酸气或清痰，以及宿食并出，宜二陈汤加益智、麦芽、神曲、苍术、砂仁、白术之类。

伤乳吐者，哺乳后即吐，或少停而吐，此因乳食无度故也。宜节乳为□服桂三散。

小儿泻亦不同。有寒气入腹，攻刺作痛，泻下清水，腹中雷鸣，米饮不下，宜理中丸。如四肢厥冷而寒甚者，加附子、官桂。

热泻者，粪色黄，肛门焦痛，小便不利，心烦口燥，宜五苓散去泽泻，调服香连丸。

暑泻者，因中暑有热，宜胃苓汤，或五苓散去泽泻，加车前子少许。

伤食泻者，因饮食过多，遂成泄泻，故大便不聚，臭如败卵，宜理中丸。甚者，加砂仁五分或下积丸、藿香平胃散，皆可选用。

伤面食泻者，宜养胃汤，加砂仁、卜子五分。痛者，加木香三分。泻甚，去藿香，加干姜三分。

吐泻兼作，热多欲饮水者，宜五苓散治之。寒多不欲饮水者，宜理中丸主之。

夏月泻，用白术、甘草、滑石，水盐煎服，加砂糖一匙。

久泻，用肉果一枚，切开入麝香三厘，合紧面包煨熟，去面研末服。

溏泻，用柿饼烧熟，服下立止。

单泻，用五倍子为末，醋调敷脐。又方：用生姜四两，黄丹二两，香油四两，熬膏，脐上贴之。

作泻后身热，用人参、白术、白茯、甘草、白芷、黄芪，加炒松花三分，五味子七粒。

水泻，服过五苓散，遂腹胀不利。此先伤水，利药益伤其水，故有此症。用黄豆炒熟煎汤服之，立愈。盖豆煎则凉，炒则热，下水蛊肿胀之神品也。

泄泻而痁，用滑石一两，甘草二钱，薄荷一两，朱砂六分，雄黄五分，共末，每服一钱，温酒送下。又方：用滑石八分，甘草五分，人参八分，茯苓八分，猪苓八分，车前八分，半夏五分，姜三片，水煎服，忌油腻生冷。

伤寒夹食，腹痛，或呕吐，胃痛，与大人同治，宜乌香散。如变痢疾，加黄芪、白芍各三钱。

小儿霍乱已死，腹中有暖气者，用盐纳脐中，灸七壮可活。

凡泻，黄赤黑者，热也；清白者，寒也。如泻不止，精神困倦者，脾败也。吐泻唇红者，内热也，不退必死。面黑气喘者不治。大渴不止者肾败也。遗泻不知者不治。

疳积诸疾

疳症，尿白便泄，身热腹大，面黄，宜先消积益气，勿用大寒大热之味，宜消积汤治之。

疳而潮热者，宜消积汤加柴胡、前胡。若便赤，加滑石、黑栀、肉桂。腹胀，加大腹皮、桂皮、枳壳。嗽，加杏仁、干葛。泄泻，加神曲、厚朴、赤茯、半夏。虚，潮热，加柴胡、黄连。又方：名君雷散，用使君子肉一两，白雷丸八钱半，甘草八钱，三味同入罐内，用文武火煮，以烂为度。如不烂，以斧打碎再煮。焙干研末，用不见水的老黑鸡肝一个，入前药在内，放磁器中蒸熟，再用鲁酒糟少许同鸡肝与儿食之。即如重症至两目不开，肚大脚细，坐立不定，饮食不化，囟图出进，亦可比旧日更加肥胖，只要用鸡肝七个。如小儿一岁用药末一分一厘，十岁用一钱一分，鸡肝一个，轻者三服可愈。杀鸡用竹刀。至于雷丸，亦有二种。赤者不可用，须用白雷丸煮胖，竹刀刮去皮脐，不可见铁器。此方治疳最妙。

疳积乃是食郁，郁则为火，宜滑石一两，甘草二钱，薄荷二钱，煎汤后用草果研末，将面包煨，再炒焦为末。一岁服一钱，二岁一钱三分，滑石亦然。后调理用参苓白术散。如口渴，加烧针灰丸。有痰，加半夏、南星。有风，加白附子。其余不过以意加减而已。

肺疳咳嗽，宜阿胶一两，马兜铃一两，元米一两，炒杏仁廿五粒，炙草三钱，牛黄三分，水煎，食后服。

脾土虚弱，勿用大补，宜山楂、麦芽、苍术、半夏、滑石、黄连、砂仁、草果、使君子肉，共末，米糊为丸。

虫积消瘦，腹大青筋，用使君子炒半生半熟三十粒，大黄炒黑一钱，槟榔八分，甘草三分，共末为丸，如绿豆大，每服三十丸，空心白滚汤下。

疳积上眼，诸药不效，宜芦荟一钱，胡连一钱，槟榔八分，芜荑八分，使君子肉十个，共末，水丸，如绿豆大，每服十丸，白滚汤下。

五疳五积，肚大青筋，手足微细，肠鸣久泻，宜胡连、川连、芦荟、芜荑、木香、青黛各五钱，使君子肉、槟榔各七钱，蝉蜕四个，干蟆二个酥炙，罂粟米二两，米糊为丸，如绿豆大，每服二十丸，白滚汤下。忌鸡、鱼、面食、生冷。重者不过二三服自愈。

好吃泥土、瓦炭、茶米等物，宜疳积方。如身热，加地骨皮。腹痛肠鸣，加槟榔。气虚，加参，用蜜水调服。又方：用诃子肉二两，白术一两，使君子肉炒五钱，甘草五钱，麦芽炒八钱，再加所好之物共末，洋糖和服。又方：使君子肉二两，槟榔一两，制南星一两，外加所好之物一斤，蜜丸，砂糖汤下。

走马牙疳，宜五福化毒丹，并治胎热、胎毒、蕴热、口疮等症。

恶走马牙疳，满口腥臭，齿断肉烂，宜用升麻、元参、黄连、羚羊角、黄芩、干葛、大黄、麦冬、羌活、防风、甘菊各五钱，人参、甘草各二钱半。如唇碎，是脾火重，加知母。舌尖红碎起泡，是心火重，加黄连。喉内肿痛，是肺胃火重，加石膏。

喉间上腭俱碎，是上扬症，不可用前药，宜用水硼丸。又外用吹药方，轻者用鸡肫、黄皮、灯心烧灰存性、黄柏晒干，勿见火和枯矾共研末，米泔搅口搽之。重者用红枣十个，白信一分，冰片一分，将白信入红枣内，用火煅炼，以烟尽为度，研末吹之。如不愈，用桑螵蛸三个瓦上炙焦，儿茶一钱，冰片五厘，共研细末，吹之立愈。如疮甚，加脑子，研和吹药。

牙疳臭烂，用茄蒂挂风阴干，放新瓦上焙干，研极细末，敷牙根自愈。

疳病入目，视人不见，或头毛脱落，宜朱砂二钱，滑石一两，石决明煅一两，研末。用犍猪近胆肝一叶，将竹刀披开猪肝，入药于内，以肝卷好，裹在笋箬内扎紧，放汤罐煮熟，令儿食之，自愈。但此药切不可近铁器。

潮热诸疾

小儿潮热，宜用柴胡炒焦五分，甘草三分，滑石五分，灯心二分，薄荷五分，水煎服。

初病潮热，或病后潮热，俱是食伤太阴脾土，宜服参苓白术散加楂肉、谷虫、柴胡、黄芩、半夏。

疮疖潮热，宜用八珍汤加柴胡、黄芩、半夏。如热，加贝母，多服尤效。

盗汗症

小儿盗汗，宜用棉子仁_{炒焦}煎汤，每日清晨服一碗，三日自止。又方：用白术四两_{切片}，分为四股。一股用牡蛎一钱同炒，去牡蛎；一股用丁香汤泡一钱同炒，去丁香；一股用苍术米泔浸五钱同炒，去术；一股用浮小麦一撮同炒，去麦。共研末，每服一钱五分，加洋糖一匙，白滚汤下。

脾病食积所伤诸疾

脾病，宜参苓白术散治之。有积，加使君子肉五钱。腹中不和，加木香三钱，白蜜调服。痰多，加半夏、南星。风痰，加白附子。嗽，加贝母、甘草，共末，姜汤下。口渴，加烧针灰丸，调服之。

夹食，用平胃散四钱，乌药顺气散三钱，加砂仁一钱，为末，每服五分，茶调下。

小儿病，食积居多，用药贵宜急。草果_{面包煨}去壳研，再炒焦，研细末，一岁以上服一分，二岁一分半，三岁二分，淡姜汤或白酒调下，以乳呷之。如腹痛，加炒干姜。吐，加半夏。此药一服，恐所伤之物未尽去，再一服，饮食尽消。倘脾气亏损，宜调理，用土炒白术、白茯各五分，人参、甘草、陈皮、半夏各三分，姜一片，水煎服，忌生冷。

食积郁而为火，用滑石一两，甘草、薄荷各二钱。如食伤，宜二陈汤。如感冒风寒，面色微青，加紫苏、干葛、青皮。腹痛，加干姜。肉伤，加山楂。饭伤，加麦芽。煎炒伤，加神曲。身热，加苏叶、干葛。泻，加白芷。大便不通，加枳壳。小便闭，加木通。如食积消去，加白术。虚，加人参，后用六君子汤调理，或参苓白术散、和中丸酌用可也。

脾火积滞，宜锅焦_{当底者}五两，再炒焦，赤曲五两_{炒焦}，共末，每服调洋糖一匙。如泻，加松花五钱。食积，加草果末一钱五分_{用面包煨焦，研}。

脱肛下血，用白芷炒五钱，草果_煨一钱半，松花五钱，红曲_炒五钱，锅焦_炒五两，共末调服。

小儿不长肌肉，无力神慢，白术_{土炒}、白茯各二两，砂仁、甘草各三钱，苍术_{米泔浸炒}五钱，莲肉_{去皮心}一两，锅焦二两，山药一两，共为末服。

脾阴不足，在上则日月不明，在下则懊侬。在上，用人参、麦冬、甘草。有汁，加黄芪。在下，用人参、山药、莲肉、白芍、甘草。

脾土素弱，莫若消积汤为妙。吐泻后调理，无如参苓白术散为最。

风痰诸疾

感冒风寒，面青而嗽，宜陈皮八分，半夏五分，苏叶、干葛、贝母各八分，青皮七分，赤茯一钱，甘草三分，生姜三片，大枣二枚，水煎服。

咳嗽连声不绝，宜麻黄、杏仁、甘草、生姜，水煎服。

久嗽，宜温肺，炙草二分，北五味三粒，肉桂一分，煨姜三片，食后服。

小儿三岁腹痛，风痰上壅，用礞石一两，硝煅大黄二两_{蒸七}次，木香一钱半，沉香一钱，共末，蜜丸，如粟米大，每服五丸，温汤送下。

小儿腹痛，宜白芍_炒四钱，生甘草二钱最妙。腹痛甚，是肺经之气郁于大肠之内，以桔梗发之后，用利药利之。如初患腹痛，宜用温药，虽属气虚、胃虚，切不可用人参、黄芪、白术等药。

咳嗽、惊风、潮热，宜钱氏抱龙丸主之。

惊风发搐天吊，宜天麻、荆芥、防风、薄荷、僵蚕、甘草各八分，全蝎_{去头足}五分，南星_制四分，姜汁半杯，为丸，如弹子大，水磨，服一丸。

痰壅喘急，宜巴豆一粒，捣末为丸，棉包塞鼻，男左女右，立效。

变蒸、发热、咳嗽、泄泻、疳积，宜参、术、干姜、甘草、灯心。

《弄舌舒舌歌》云：弄舌微露即时收，得于病后最难瘳，出长收短名舒舌，热在心脾不用忧。并宜泻黄汤。

小儿有痰，宜南星一两，用制半夏、甘草各五钱。如风痰，加白附子_{面包煨}三钱，共末，水丸，朱砂为衣，每丸二分重，苏叶汤下。

神惊昏乱，发则牙关紧闭，醒则精神若痴，此属肝经。宜木香、橘红、僵蚕、麻黄、天麻各二钱，全蝎一个_{去头足}，苏子一两，麝香少许，制南星五钱，共末，蜜丸，如龙眼大，朱砂为衣，每服一丸，净银花薄荷汤下，加朱砂更妙。此丸不但镇心化痰，又且推抑肝邪。

惊风，宜千金保命丹主之。急惊，薄荷汤下。慢惊，保元汤下。伤风，荆芥汤下。吐，生姜汤下。泻，饭汤下。痘后伤风，黄芪汤下。腹痛，干姜汤下。泻，加茯苓。汗多，加肉桂。腹胀，加炒白术、卜子。又用抱龙丸治之。

疟疾诸症

小儿疟疾，寒多热少，腰痛足冷者，属肾，名寒疟，用桂附二陈汤治之。热多寒少，心烦少睡者，名温疟，用柴苓汤治之。若先寒后大热兼咳嗽者，属肺，名痹疟，用参苏饮治之。热长寒短而经脉抽缩者，属肝，名风疟，用乌药顺气散治之。寒热相等，呕吐痰涎者，属脾，名食疟，用青皮饮治之。如食少，用人参养胃汤治之。如上午发者，在阳分，用四君子汤加减治之。下午发者，在阴分，用四物汤加减治之。如腹中有块，名疟母，用木香丸或鳖甲饮调服，甚则神佑丸消之。大抵治疟，以二陈汤加二术、青皮、槟榔、草果、柴胡、茯苓、乌梅。若能仔细体认，无不应手。

疟久则脾虚不禁，用白术半斤，酒二斤，煮干焙焦为末，淡姜汤调，神曲糊为丸，如龙眼大，朱砂为衣，每服一丸，米汤下。如无汗，用臭草根擦之，取微汗而愈。一本有丁香五钱，炙草一两，煨姜二两，用淡姜汤调末服之。

腹左有块常作痛，脉浮缓，此木克脾土也。用白术半斤，制法如前，生、熟甘草各一两，青皮二两，共末，淡姜汤打神曲糊丸，如绿豆大，每服一钱二分，午前清米汤送下。

小儿患疟，半身不遂，宜用四君子汤加柴胡、青皮。如疟至一月不愈者，虚也，用何首乌五钱，青皮二钱，水煎。临末①发

---

① 末：据文义，当作"未"。

时空心服。

痞积虫疮诸症

小儿有痞，宜莪术黑角者一两，三棱湿纸包，煨一两，大黄制，去皮八两，先以醋浸大黄，熬微干入棱、莪二味为丸，如绿豆大，每服十丸至二十丸，白汤下。外用痞积膏药方贴之。

寸白虫，用杀虫丸加使君子肉炒半熟一两。

齿迟，此属肾经，用川芎、白芍、炒当归、山栀各一钱半，炙草五分，共末，白汤下，并以药涂齿根。

语迟，此属心经，用人参、麦冬、菖蒲、当归、乳香、朱砂各二钱为末，蜜丸，如黍米大，米汤下三十丸，食远服。一本方内有川芎一钱五分。

行迟，此属肾经，用生地酒洗、虎胫骨酥炙、白茯、枣仁、肉桂、防风、当归酒洗等分为末，蜜丸，如黍米大，每服三十丸，木瓜汤下，食前服。

一切湿疮疳癣，属心经。黄柏、黄连各五钱，飞丹一两，轻粉一钱，共末，洗净敷之。

头癣久不愈，属心经，用白矾五钱，羊蹄①根四两，黄丹少许，用醋一杯调匀，搽至痛方止，明日再洗、再搽。

头疮，属心经。黄柏、黄连、轻粉、草决明等分为末，生油调搽，立效。又方：僵蚕五分，白芷四分，黄柏、海螵蛸各一钱，川椒三分，枯矾二分，用柏油调搽。

冻烂疮，用黄柏、白蔹等分为末，洗净，生油调搽。又方：用冬瓜皮焙干研末，和香油调搽，立愈。

---

① 蹄：原脱，据乾隆溧阳本补。

耳鼻边赤烂湿痒，名曰蚀疳疮，属心经。用黄丹、白矾、绿豆粉各一两，黄柏一钱，共研末，唾调服。

头癣、身癣、爪烂、黄水淋漓，属心经。黄连五钱，蛇床子、五倍子各一钱半，轻粉三分，共末。先以荆芥煎汤洗净，用青油调搽。

头疮鼠瘘，用石黄、雄黄、硫黄、枯矾、川椒、食盐、陀僧、皂靴皮各一钱，白信一分，共末，用灯窝油调，其头先以甘草煎汤洗净，后搽。

重舌、鹅口及口疮，并宜清液散，蜜调敷。

小儿丹毒，发于面上，眼中红肿，手不可近，不治。

因五邪之气所生病论

经云：春伤于风，夏生飧泄。飧泄者，谓谷食不化也。《发挥》①云：《难经》有五泻之辨。《脉诀》云：湿多成五泻。又有胃风汤症，虽与大人不同，然亦不可不知也。如伤风吐泻者，风属木，脾胃属土，土虚而木乘之，水谷不化谓之完谷也。此从胃中来，故不化。若从小肠来，则半腐化，出来成糟粕矣。若自大肠来，水谷已别，谷多水少矣。故伤风飧泄，有恶风属表症者，宜发散之，桂枝汤加羌活、防风、黄芩，或泻青丸去大黄加炙草，或加减败毒散亦可。若无表症者，神术散主之。如遇风疟，只以柴苓汤治之。伤风咳嗽，以人参荆芥散驱其风邪。伤暑吐泻，以加味五苓散利其湿热。至若夏月泄泻，小儿极多，治有三法，清暑一也，利小便二也，温中三也，切不可用凉药止之坏其病也。《发挥》云：初泻有发渴热者，此宜清暑

---

① 发挥：全名《局方发挥》，朱丹溪所著。

为先，不可遽用理中丸，内有干姜，恐犯时禁也，宜加减香薷饮主之，或六一散亦可。如初泻无渴热者，又不可使用玉露散太过，恐犯胃气也。宜理中丸加藿香冷服，或理中丸冷水化下。如不止者，宜利小便。有热渴者，六一散同服。无热渴者，理中丸澄冷同服，此家传治，夏月泄泻之良法也。若夫暑疟，宜柴胡白虎汤主之。暑咳，宜甘桔汤合黄连阿胶丸主之。经云：夏伤于暑，秋发咳疟。予谓：疟之为病，不惟中暑有之，凡风寒湿饮食劳倦皆能为病也。大抵□①病疟痢者，多因四时之气，太阴湿土之令，手太阴肺经受风寒暑湿之气则病多疟，足太阴脾经受饮食水谷之气则病多痢，二经俱受邪则疟痢并作。病疟者，平疟养脾丸主之。病痢者，理中丸主之。此亦家传不易之良法也。《难经》云：形寒饮冷则伤肺，肺主皮毛。秋冬病疟痢者，多因伤寒得之，鼻塞声重，宜用麻黄汤主之。至于湿则伤肾，痢而后重。秋月病痢者，皆肾病也，宜用地黄丸去丹皮，加酒炒黄柏、破故纸、小茴、干姜等药。经云：冬伤于寒，春必病温。温者，温热之病也。况冬月喧热行令，则阳气暴泄不能闭藏，为寒所折，至春则发为热病也。小儿得之则发痘疹，亦湿热之类也。如有此气，宜预服代天宣化解毒丸解之。

麻症捷诀

盖麻症之说，诸书皆未明言，殊为痛恨，但执升麻汤以为医治，夭亡不可胜道。不知此非胎毒，乃时行之毒也。冬时宜寒，反行温令。然气候虽温，而月令终属秘藏。时寒时热，以致邪热郁气滞于肌表之间，又不即病，至春夏始发。毒之发也，

---

① □：据明·万全《幼科发挥》，此处疑为"民"。

必热三五日乃见，亦有热五六日者。初出时有发热咳嗽者，作呕，腹胀疼痛，四肢状如蚊迹出而没，没而复出，三日后渐渐隐退。古云：温毒浑身似锦纹，发斑隐疹呕频频，或时吐逆心烦躁，冬感于寒发在春。此之谓也。然亦有感冒出者，因伤食出者，寒则发热，咳嗽，鼻塞流涕，而依偎于怀中，或头痛脊强，食则发热，腹痛，呕则泄酸臭。咳嗽恶食二者，宜分治之。凡麻症之发，必热三四五日，初得症止，可轻剂调之。感冒者用紫金膏，伤食者用和中丸兼紫金膏，迨热四日，以灯照肉内，果有细细红点，即麻毒欲出也。速投疏风散一服或二服，有红点自然透出，再谨防窗户风寒，功斯成矣。欲出不出者，消毒饮主之。有余热者，解毒汤主之。久不愈者，养阴汤主之。表里两尽，攻补兼施。若不出者又用，用之不已，以致元气泄尽，毒不能出。炮炙脏腑，气喘腹胀，烦躁闷乱，甚至耳目流血，卒成夭亡。呜呼，医不知病之死于药也，人亦不知子之死于医也。间有不死，延至六七日后，口舌生疮，下痢红白而复用燥药，致热毒攻胃，口噤，口不食而死者，不亦可哀也哉。夫麻症时毒也，出于血分，切忌燥热温补之药，如半夏、苍术、香附、白术、木香、砂仁、丁香、桂枝、姜、附之类，务宜戒之。清热解毒，凉血补血，麻症之治也。唇燥舌苔，热甚也，治法与痘相同。大约五日以前不可过表，五日以后务宜养阴，乃治麻之要诀也。

附万立斋论脐风审脉辨吐泻疟痢肿胀
黄疸等症词十九首 西江月

小儿初生病症，许多名状难同，胎惊撮口与脐风，寒热瘦肥黄肿。

呕吐昏昏不乳，脐间血水脓脓，未经一月病来凶，好似风前烛弄。脐风一

上下或然腹胀，脐中血水淋漓，断脐失手药无医，水浸风吹腹里。

外用矾灰粘贴，急将针灸为宜，若还撮口哭声稀，总有神仙难治。脐风二

最是脐风可畏，三朝七日为殃，起初喷嚏似伤风，啼哭时时号响。

急视口中上腭，挑开白泡中央，展干恶血细端详，复用桑浆涂上。脐风三

小儿寻常脉候，呼吸五六平和，七来八至热生多，三四虚寒痛楚。

九十速来渴甚，微微动至沉疴，迟虚数紧不差讹，补泻辨明方安。审脉一

身热脉浮可汗，体寒脉细休攻，喘哮紧数药无功，肿胀细微堪痛。

泄泻沉迟易愈，痘疹洪数宜从，若然吐结怕浮洪，痛膈沉微拈弄。审脉二

惊急卒然大热，因而热则生风，痰涎喉塞角张弓，口眼㖞斜沉重。

先把推拿妙手，复将导赤疏通，泻青丸散任除风，再说凉惊试用。急惊一

若遇风寒外感，先须发散为宜，泻青丸子作汤医，加上蝎蝉二味。

非是内伤发热，即当解利相随，三黄五色仁施为，积去食消惊退。急惊二

慢搐先因大病，精神损减脾虚，淹淹沉重气长吁，口眼朦胧不乳。

惊悸时时举动，四肢热冷何如，理中附子急驱除，不用艾烧自乳。慢惊一

脾弱慢惊不治，势危命在空中，疗惊难用药驱风，总是枉然调弄。

饮食昏昏不进，胃虚倒败西东，回阳生胃急须宗，此话教人传诵。慢惊二

吐泻若还并见，此为霍乱阴阳，只投一帖理中汤，吐泻定然了当。

倘后复将不效，再加熟附煨姜，乌梅作引是良方，留与世人夸奖。吐泻一

吐泻喉中不纳，任从汤药难将，此为阴盛隔孤阳，到是时医魔障。

参术煨姜熟艾，乌梅童便犹良，猪胆同入慢消详，此法应如雷响。吐泻二

泄泻秘传妙法，等闲不与时人，而今传授语门生，胜似良田万顷。

初次淡行且渗，温中以次施行，三升四塞救儿孙，此药古今永定。泄泻一

泄泻时常作渴，良方救世如仙，人参白术木香，兼干葛藿香数片。

炙草茯苓七味，乌梅加上同煎，临时和入伏龙肝，此法千金不易。泄泻二

治泻还从古法，不须别用心机，只将丸散胃苓医，二服定当息已。

服此倘然未效，再投参术扶持，我今传秘教人知，须显名医三世。泄泻三

疟疾皆因热冷，内伤外感生痰，初来截住要安详，不可留将作患。

外感小柴可进，内伤平胃为良，再加草果与常山，桃柳枝煎东向。疟疾一

截后须宜健胃，只消清疟扶脾，驱邪补正是良医，不许过伤元气。

疟久若生痞块，面黄腹胀脾虚，月蟾集圣是根基，言个方儿减记。疟疾二

疟久堪云恶疾，皮焦肚大青筋，头软脚细损元神，饮食全然不进。

面黄虚浮怯弱，四肢无力难行，良医徒治枉劳心，九死一生危症。疟疾三

要问浮肿治法，鬼门净腑宜知，木通防己五加皮，苏叶车前滑石。

除湿四苓急赐，补脾平胃相宜，灯心流水妙方奇，每日清晨早吃。肿胀

欲识黄疸秘法，胃苓丸散为先，方中竹叶与车前，加此灯心裹面。

更有五苓妙散，黄疸通用如仙，用心如此细端研，救世阴功不浅。黄疸

杂症类方

定命散

蝉蜕十四个，去头足　全蝎十四个，去头足

共末，乳调，乳前服。一本有轻粉少许。

木香散

木香 干姜 甘草 丁香 木瓜 陈皮

等分为末，水煎，用绵蘸清渣，与小儿食之。

八珍汤

人参五分 白茯 当归 生地 白术各二[①]钱 川芎七分 白芍八分 甘草三分 姜三片 枣三枚

水煎。

洗浴法

天麻 朱砂 白矾 青黛 乌蛇肉酒浸，焙干，各五分 麝香少许

共末，每用二钱，水两碗，连叶桃头两把，煎汤洗之。

二陈汤

陈皮 茯苓各一钱 半夏六分 甘草三分

水煎服。

四君子汤

人参五分 白术 白茯各一钱 甘草三分

水煎服。

理中丸即理中汤

人参五分 白术一钱 甘草 干姜各三分

定吐饮原本失

香薷饮

香薷一钱 厚朴姜炒 扁豆炒，各五分 黄连姜炒，三分

水煎，冷服。

---

① 二：原脱，据石印本补。

乌犀散 原本失

桂三散 原本失

香连丸

黄连一两，用吴萸五钱拌温同炒，去吴萸不用　木香五钱　石莲肉三钱

酒糊丸，麻子大，陈米汤下。

胃苓汤

苍术米泔浸，五分　厚朴姜炒　陈皮　猪苓　白术各八分　茯苓　泽泻各一钱　官桂　甘草各三分　姜　枣

煎服。

藿香平胃散

苍术泔浸　厚朴姜炒　陈皮各一钱　甘草三分　半夏七分　藿香八分　姜　枣

煎服。

养胃汤 即藿香平胃散

加人参、茯苓、草果、乌梅也。

五苓散

猪苓　茯苓　白术土炒，各一钱　泽泻八分　官桂四分

煎服。

乌香散

木香三分　乌药一钱　香附五分　紫苏八分　甘草三分　姜三片

水煎服。

消积汤

车前　赤茯　白术　滑石　人参各八分　甘草　黄连　麦冬各五分　薄荷三分

水煎服。

烧针灰丸

黄丹 白矾 朱砂各五钱

共末，入枣肉做如黄豆大，以针刺在香油灯火上存性为末，用米泔煎汤调服。

参苓白术散

人参五分 白术炒 茯苓 桔梗 扁豆各一钱 甘草三分 山药一钱半 苡米二钱 砂仁四分 莲心四粒 大枣二枚

疳积方补后

五福化毒丹

元参三两 桔梗 青黛 牙硝 人参 赤茯各二两 甘草七钱 麝香三分

为蜜丸，如芡实大，每服二丸，薄荷汤下。

冰硼丸

龙脑少许 黄柏晒干 硼砂 薄荷

等分为末，生蜜为丸，如龙眼大，每服一丸，含口内徐徐化下。

平胃散

苍术泔浸 陈皮 厚朴姜炒，各一钱 甘草三分

水煎。

乌药顺气散

乌药 枳壳 僵蚕各八分 橘红一钱 麻黄 桔梗各五分 川芎六分 白芷四分 炮姜二分 甘草三分 姜 葱

六君子汤

人参五分 甘草三分 半夏六分 白术 茯苓 陈皮各一钱

水煎服。

和中丸

人参　陈皮各五分　白术　麦芽　山楂　枳实　神曲　厚朴各八分　半夏六分　木香　甘草各三分

末服。

钱氏抱龙丸

南星泡七次　天竺黄各五钱　雄黄三钱　朱砂二钱　麝香五厘

共末，蜜丸，如白果大，温水磨服。

又抱龙丸方

人参三钱　琥珀　天竺黄　白檀香　白茯各七钱　炙草八钱枳壳炒　枳实炒　胆星各五钱　辰砂一两　山药八钱

各细末，井水为丸，如芡实大，金箔为衣，阴干，每服一丸，薄荷汤下。如痰盛姜汤下。

泻黄汤

黑栀八分　防风　藿香各五分　石膏二钱

水煎服。

清液散

青黛　朴硝各一钱　冰片一分

为末，蜜调敷。

治痫丸

天竺黄三钱　半夏　南星姜制，各七两　雄黄四钱

为末，水丸，重五分，嚼化。

千金保命丹

南星姜制　花粉各二两　朱砂二钱　蟾酥五分　麝香二分

甘草膏为丸，朱砂为衣，每服一丸。

桂附二陈汤

即二陈汤加附子、肉桂也。

参苏饮

人参五分　苏叶　前胡　陈皮　枳壳　枯梗各八分　干葛
茯苓各一钱　半夏六分　木香　甘草各三分　姜三片　葱三根

水煎服。

青皮饮

青皮一钱　柴胡四分　厚朴　黄芩　半夏　白术炒，各八分
甘草炙，三分　草果五分　姜三片

水煎服。

木香丸原本失

鳖甲饮

鳖甲醋炙　白术醋炒　黄芪蜜炙　川芎　白芍炒　槟榔　草
果煨　厚朴　陈皮　甘草各等分　姜三片　枣二枚　乌梅少许

水煎服。

神佑丸

芫花炒黑　甘遂　大戟等分　大黄　黑丑　轻粉

水丸。

痞积膏药方

水红花子炒，二钱　大黄　朴硝　山栀　石膏各一钱

用酒酵，如鸡子大，一块共捣，如膏绢难束手心。

杀虫丸

槟榔　枯矾各一两　细辛二钱　花椒一钱

共末，乌梅肉为丸，如梧桐子大，每服二十丸，花椒汤下。
一本有使君子肉炒熟一两。

胃风汤

人参五分　白术　茯苓各一钱　当归八分　川芎三分　芍药五分
肉桂二分

水煎服。

桂枝汤

桂枝　生姜各五分　赤芍八分　甘草三分　枣二枚

水煎。

泻青丸

胆草　羌活　防风　山栀　当归　大黄制

等分为末，蜜丸，如芡实大，每服一丸，薄荷汤下或糖

汤下。

加减败毒散

人参　柴胡各五分　羌活六分　前胡　川芎　当归　桔梗

薄荷各八分　甘草三分

加姜三片煎。

神术散

苍术　藁本　川芎　炙草各六分　羌活四分　细辛三分

共为末，分二服，姜三片，水煎。

柴苓汤

猪苓　泽泻　黄芩各八分　白术炒　茯苓各一钱　人参　半

夏各五分　柴胡　甘草各三分　官桂四分　姜三片　枣三枚

人参荆芥散

人参五分　陈皮　荆芥　桔梗各八分　半夏　细辛　甘草各

三分　杏仁一钱　木通六分　桂枝五分

水煎服。

加味五苓散

白术　茯苓各一钱　猪苓五分　泽泻八分　肉桂二分　藿香

砂仁各三分

共末，每服二钱，白汤下。

加减香薷饮

香薷五分　厚朴　扁豆各三钱　黄连二分，姜汁拌炒　茯苓八分
甘草三分

水煎冷服。

六一散

滑石一钱　甘草三分

为末，或冷水或灯心汤调服。

五露散

寒水石煅　滑石煅，各二两　甘草一两

共末，冷水调服。

柴胡白虎汤

柴胡三分　黄芩八分　人参五分　半夏六分　甘草二分　石膏
一钱　知母八分　大枣三枚　粳米三钱

水煎服。

甘桔汤合黄连阿胶汤

甘草　桔梗　苏叶各五分　黄连三分　赤茯一钱　阿胶八分

水煎，去渣后入阿胶化服。

平疟养脾丸

人参　甘草　川芎　苍术　厚朴　柴胡　黄芩　猪苓　泽
泻各一钱　白术　茯苓　鳖甲各五钱　陈皮　夏曲　青皮各三钱
当归四钱　常山　草果　肉桂各一钱五分

共研末，酒曲糊丸，陈米汤下。

麻黄汤

麻黄连根水泡，去沫，五分　杏仁去皮尖，一钱　桂枝月①分　甘

---

① 月：乾隆溧阳本作"四"。

草五分

水煎。

地黄丸

地黄制，四两　萸肉酒润　丹皮各一两　山药　茯苓乳拌，各二两
泽泻八钱

共末，蜜丸。

代天宣化解毒汤

黄芩　山栀各一钱　黄柏　黄连　人中黄各三分　苦参五分
荆芥　防风　连翘　苏叶　山豆根　牛蒡子各八分

水煎服。

紫金膏原本失

疏风散治麻初热

生地二钱　防风　荆芥　连翘　当归　桔梗各一钱　杏仁五粒
酒芩　知母各八分　牛蒡子一钱半　甘草三分　前胡一钱　姜三片
葱三根

水煎服。

消毒饮治麻热甚

牛蒡子一钱五分　连翘　石膏　大黄各一钱　酒芩　山栀仁
蝉蜕各八分　酒柏五分　川连　麻黄　红花各三分　灯心八分　竹
叶三十张

水煎服。如嗽甚，加杏仁、桔梗。

解毒汤治麻出三日后余毒

川芎　白芍各五分　当归一钱　生地一钱半　酒芩七分　川连
三分　栀仁六分　甘草三分　桔梗　牛蒡子各八分　灯心三分

水煎服。如有痰，加川贝；热，加地骨皮、柴胡。

养阴汤专治痲后调养

当归　麦冬各一钱　川芎　白芍　甘草各五分　熟地一钱五分
桔梗　酒芩各八分　五味子二分

引加姜一片，枣二枚，乳半杯，陈酒二匙，水煎冲服。如
胃弱不食，加陈皮、山药。

疳积方

白术蜜炒，一两　白茯二钱半　甘草一钱　麦冬去心　使君子
炒，各二钱　麦芽　橘红　莲肉各一①钱

为末。

---

① 一：原脱，据乾隆溧阳本补。

卷　三

心经主病

心主惊，邪气实则叫哭，发热，饮水而搐，用导赤散、泻心汤主之。正气虚则困卧，悸动不安，用钱氏安神丸主之。经曰：热淫于内，治以甘寒，以苦泄之。故用黄连之苦寒，去心热，除烦躁，为君。甘草、生地泻心火，补气，生阴血，为臣。当归补血不足，朱砂镇浮游之火，以安其神也。

喜合面卧，心气热，以致心胸亦热，所以欲言不能，而欲就凉，治以导赤散。

喜仰面卧，心胸气涩，上下不通而然，治以泻心汤。凡口中气温，目窜摇头，咬牙，俱心热也。

心经兼症

惊悸不安，多啼，此心脏本病，宜导赤散加朱砂主之。甚者凉惊丸、三黄泻心汤主之。

兼见肝症，则发热而搐，用木通散主之。

兼见脾症，则嗜卧，梦中咬牙，多惊，钱氏安神丸主之。

兼见肺症，则发热，发搐而喘，用清宁散主之。

兼见肾症，则为惊痫，发热。发则忽然跌倒，咬牙，搐搦，手足厥冷，过后则醒，精神恍惚，宜天水散主之。

医案

一儿惊后成痫，予立方，用天水散一料，以去痰涎，旬日而愈。

一儿久得痫病，予视其两目浑白，鲜有精光，语言謇涩，举动痴迷，曰：不可治矣。后果死。盖久惊成痫，乃痰迷心窍之症，最为难治。或为五痫，有牛、马、猪、羊、狗之名，未见方书，不必拘定钱氏五痫丸，祖训未用，予亦不敢轻用也。但儿有是症者，当先观其状貌而治之。如伶俐聪明者，可治。若成痴呆，言语错乱，不可治也。伶俐者，用琥珀抱龙丸主之。

一儿惊病常发，予曰：若不急治，必成痫也。乃立一方服之，后竟不发。用枳实、黄连、半夏、白茯各等分，朱砂水飞减半，神曲炒减半，共末为丸，如芡实子大，朱砂为衣，每服一丸，獖猪心一枚，破开入药，扎紧，瓦罐内煮熟，食之，仍以原汤送下。

心所主病

经曰：诸痛痒疮疡，皆属心火。《发挥》云：心火者，君火也。君务德而不为毒，为痛痒疮疡者，乃命门相火之所为也。小儿痈毒、丹毒、疥癣、一切恶疮，皆是胎毒。盖由父母命门之中原有伏火，胚胎之始，儿已受之，既生之后，其火发泄，是以古人立拭口法，有黄连、甘草、朱砂蜜法。又有取脐带合药，名育婴延龄丸及予所立生熟解毒丸，乳母所服溯源解毒汤，皆为胎毒而设也。

小儿丹瘤，即红丝瘤，又名火带，此胎毒之最恶者。二岁以上者可治，半岁者百难一生也。发毒处若硬一块，赤甚，手不可近，并游走甚速，自头至心即死，自足至腰即死。古人虽有治法，悉无足取，惟用蜞针砭法出恶血以泄其毒，十活六七，真良法也。经云：血热者决之是也。切忌用寒凉药敷之，使火毒入腹为胀为疼，为喘，为烦躁，为惊狂，为搐搦者，必死。

宜用通圣散，全料入滚水中浸胖，晒干研末，蜜水调服。外用通圣散加金银花藤，煎汤浴之，以散其火，亦火郁则发之义也。或用加味导赤散，或用泻青丸。如先丹后惊者，不治。

疥疮癣干者，用胡麻丸主之。若浸淫溃烂，肉无完肤，日夜啼哭者，不治。切不可用砒、硫、轻粉糁之，使毒气乘虚入腹，致见发搐而死。

医案

一儿生下，遍身虫疥，干痒，喜人摩拍，予用乌蛇肉、胡麻、苦参各一钱，白蒺藜_{炒，去刺}一钱半，即用浸参蛇之酒，打糊为丸，甘草汤下。

小儿疮毒入腹，肚胀，大小便不通，或喘或搐者，宜用雄黄解毒丸治之。

小儿或项上颈上耳前后有结核者，此热也，切不可作瘰疬治之，内服斑毛，外施针火及烂药，以致毙命。予家新制一方，名为消结神应丸，最效。

马刀生于耳之前后，肿硬赤痛，俗云痄腮，宜用败毒散敷之。

肥疮久不愈，脓血堆积，用烟胶、松花共末，青油调搽。软疖不愈，用紫金丹磨涂，否则或用苦参研末搽之。虱多取水银于手心中，吐涎调揉搽之，虱尽死。

两耳前后或鼻下眉间生疮赤烂，用炉甘石、海螵蛸共末，入轻粉三之一，和敷之。

脚背生疮，痛痒不常，经久不愈，俗名牛胫癣，用鸡子黄熬油搽之。

舌上生疮，此心脾二经之热也，用黄柏散敷之。

满口生疮，乳食不得，用洗心汤最妙。

满口生白雪疮，曰鹅口，予先翁用朱砂、白矾敷，效。予加黄柏、黄连末一钱，鼠妇三分，焙干研末敷之。

重舌、木舌、重龈，急用三棱针，刺出恶血，勿令咽下。内服东垣凉膈散。凡口内生疮诸病，惟针最捷。

舒舌者，心热也，宜导赤散主之。弄舌者，脾热也，宜泻黄散主之。

凡惊后其气不散，郁而生痰，痰生热，热生风，如此而发搐者，陈氏所谓气逆而作搐发惊是也。此惊风二字所以不同，因惊而发搐者，心火甚而肝木乘之也，宜先止其搐，宜导赤散送下河间当归芦荟丸，后安其神，以钱氏安神丸主之。有痰壅盛者，又宜先降其痰，用辰砂膏，次止其搐，后安其神。予先翁治惊风，用至圣保命丹。盖风从肝治，惊从心治，至圣保命丹，止搐之圣药也。予加蝉蜕一钱，使君子肉一钱五分。

医案

一公子病惊风，医作风治，予曰：非风也。乃得之于惊，盖风从肝治，惊从心治也，以至圣保命丹治之而搐止。又心热则烦，心属火，故恶热夜啼用导赤散治之而愈。

一公子夜啼，医以为腹痛，用理中汤，又以为伤食，用益黄散，皆不效。予曰：夜啼有四①：心烦则面多赤，腹痛则面多青，伤食则面多㿠白。今公子面多赤，心烦无疑矣，遂用导赤散加麦冬、灯心，数帖而愈。

小儿性多执拗，凡平日亲爱之人，玩弄之物，不可失也。失则心思，思则伤脾，昏睡不食，求人不得则怒，怒则伤肝，

---

① 四：据其后"心烦则面多赤，腹痛则面多青，伤食则面多㿠白"文义，当作"三"。

啼哭不止，此怵其心也。平日未亲之人、未见之物不可使之见，见则惊，惊则伤胆。未亲之人不可使之迫近，近则恐，恐则伤肾。今儿成痫，此皆客怵病也。今之为父母者，称所畏以止其哭，为医者因儿不服药，则持针以搏之，火灸以迫之，令儿生病而已。

诸　汗

汗者，心之液也。惟头不必治。盖小儿乃纯阳之体，而头为诸阳之会，心属火，额汗者，火炎上之象也，为清阳发越之象，故不必治。

自汗者，昼夜不止，此气血俱热，荣卫虚也，宜当归六黄汤主之。

盗汗者，睡中自出，醒即止也。其病在肾，用桂枝六黄汤加钱氏止汗散主之。

医案

一子七岁，头面汗出如流，用人参、当归同猭猪心煎汤，服之而愈。

诸　热

小儿病则有热，热则有风，不可不调理也。

肝热者，目中青，手乱捻物及寻衣领，宜泻青丸、河间当归芦荟丸主之。如身热，口中亦热，谓之风热，亦肝热也，宜生犀散、脱甲散治之。

心热者，目中赤，视其睡中口气温，喜合面卧，或仰面卧，上窜咬牙，宜黄连安神丸主之。如久热不已，亦心热也，甚则发搐，用黄连安神丸加当归治之。目中热，心虚也，用钱氏安神丸主之。

脾热者，目中黄，弄舌，宜泻黄散、茵陈五苓散主之。如但温而不热，谓之温热，亦脾热也，宜用人参白虎汤主之。

肺热者，目中混白，手掐眉目鼻面，用甘桔汤、清肺散主之。如有时发热，过后即退，次日复如之，谓之潮热，亦肺热也，用地骨皮散主之。

肾热者，目无精光，畏明亮，骨重，目中白睛多，其热不久即解，用地黄丸主之。

表热者，多因风寒之故。喜人怀抱，畏缩，恶风寒，不欲露头面，面有惨色，口不渴，清便自调，热在表也，宜惺惺散主之。或败毒散、升阳散火汤、十神汤亦可。

里热者，喜露面，扬手掷足，揭去衣被，渴欲饮水，小儿不能言者，则吮乳不休，小便赤，钱氏抱龙丸、凉膈散、牛黄凉膈散、黄芩汤消息①用之。

表里俱热者，宜通圣散、柴胡汤或人参白虎汤。

虚热者，多在大病之后，或温热，或潮热，或渴，或不渴，大小便如常，宜竹叶汤、调元汤、地骨皮散调之。

实热者，面赤腮红，鼻干黑燥，喜就冷，或仰面卧，或合面卧，露出手足，掀去衣被，大渴引饮，大小便闭，宜神芎散、大金花丸泻利之。再不通，用胆导法。

昼热夜止者，热在气分，以人身之气昼则行阳二十五度故也，宜小柴胡汤合人参白虎汤治之。

夜热昼止者，热在血分，以人身之气夜则行阴二十五度故也，宜四物汤治之。

---

① 消息：变化。

日晡潮热者，胃中宿食也，宜小承气汤下之，或三黄枳术丸加三化汤下之。

伤风发热者，有汗，身热，头痛，恶风，当疏解风热以去其邪，用柴葛解肌汤主之。

伤食发热者，腹膨胀，喘急，不欲乳食，宜用二陈汤加消导之味。至如变蒸发热、胎热、疳热，各从其类，临时斟酌治之可也。

医案

一儿惊风，热不退，有欲用小柴胡汤，有欲用竹叶石膏汤者，有欲用凉惊丸者。予曰：大惊之后，脾胃已虚，寒凉不可用也。遂用理中丸一服而安。

心经类方

导赤散

生地　木通　甘草梢　竹叶

水煎服。

泻心汤 一名火府丹

川连

一味为细末，每服三分或五分为止，临卧时温水送下。

钱氏安神丸

麦冬　马牙硝　白茯苓　山药　寒水石煅，各五钱　甘草　朱砂飞，各三钱　冰片一钱

共末，蜜丸，如芡实大，每服半丸，砂糖汤下。

东垣安神丸

川连酒炒　朱砂飞　甘草　生地各五钱　归身二钱

共末，蜜丸，如黍米大，每服十五丸至三十丸，温水送下，

用朱砂为衣。

凉惊丸

黄连　黄芩　黄柏　胆草　朱砂

用雪水为丸，如麻子大，量①大小加减服。

三黄泻心汤

黄连　黄芩　大黄

雪水为丸。

木通散

木通　山栀　大黄煨　羌活　赤茯　甘草

等分为末，水丸，苏叶汤下。

清宁散

桑皮炒　山栀　甘草　车前子　葶苈

水煎。

天水散即六一散

滑石　甘草

等分，水煎服。

琥珀抱龙丸

人参　琥珀　白茯　天竺黄　白檀香　枳实　胆星各五钱
枳壳一两　朱砂三钱

共末，雪水为丸，薄荷汤下。

神效断痫丸

枳实　黄连　半夏　白茯各等分　神曲炒，减半　朱砂飞，减半

共末为丸，如芡实大，朱砂为衣。每服一丸，用獖猪心一枚，破开入药，扎紧，瓦罐内煮熟，食之，仍以原汤送下。

---

① 量：据文义，其后疑脱"儿"。

育婴延龄丸

将小儿所断脐带_{连胎，不拘长短}，放新瓦上炙干每一两加生甘草二钱，黄连、朱砂各一钱，研末和匀，白糖霜调，每服一豆许，纳儿口中，以乳送下，一日一次，药尽为止。

溯源解毒汤

川芎　当归　人参　木通　赤芍　生地　连翘　陈皮甘草

水煎，与乳母服，更以少许涂乳，与儿食之。

生熟解毒丸_失

通圣散

防风　大黄　朴硝　荆芥　连翘　芍药　麻黄　山栀　桔梗　川芎　当归　滑石粉　薄荷　黄芩　白术

水煎服。

加味导赤散

生地　木通　甘草梢　竹叶　元参　防风　荆芥　连翘

水煎服。

泻青丸

胆草　大黄　防风　羌活　山栀　当归

水煎服。

游火方

面粉　银朱

等分，用火酒调敷，神效。

胡麻丸

胡麻仁_炒　甘菊　石菖蒲　威灵仙　乌梢蛇_{酒浸，去皮骨取肉}苦参　牛蒡子_炒　何首乌　蔓荆子

各等分为末，醋糊为丸，如麻子大，竹叶汤下。一本有白

蒺藜，无乌梢蛇。方内加川连更妙。

雄黄解毒丸

明雄黄　壮大黄各二钱　真郁金　巴霜各一钱　乳香　没药
各五分

共末，水糊丸，如小豆大。每用一二丸，茶汤送下。

消积神应丸

黄芩　山栀　昆布酒炒　桔梗　川贝　紫背天葵　连翘　黄
连酒炒　海藻洗　麦芽各一钱五分　玄参　瞿麦　薄荷各一钱

共末，酒糊为丸，如芡实大，每服酒下一丸。凡儿颈上有
块，切不可用火针。

败毒散

羌活　独活　柴胡　川芎　桔梗　枳壳　薄荷　甘草　茯
苓　防风

水煎服。外用生绿豆研末，醋调敷之，神效。

紫金丹

巴豆四十粒　黄丹炒，一两　杏仁四十粒　黄蜡二两半　玄胡索
五灵脂各三钱　没药　乳香各二钱

共末为蜡丸，量大小服。

黄柏散

黄柏　黄连俱用生　尖槟榔减半

为末，调搽。

洗心汤

大黄　白术　白芍　麻黄　当归　荆芥　薄荷　甘草

水煎服，外用黄柏散搽。

清液散

青黛　朴硝　冰片

共研末敷之。

凉膈散 东垣制

连翘　大黄　朴硝　甘草　山栀　黄芩　薄荷　竹叶

水煎服，加石膏更妙。

泻黄散

藿香五分　山栀　防风各八分　石膏一钱

引加酒，蜜水煎服。

河间当归芦荟丸

人参　当归各二钱　炙草　柴胡　川芎各一钱　青皮　木香

芦荟　胆草各七分　山栀五分　半夏三分

神曲糊丸，如黍米大，每服三十丸。

辰砂膏

辰砂三钱　硼砂一钱半　玄明粉二钱　全蝎一钱　珍珠五分　牙

硝一钱半　麝香一分

用薄荷汤下，每服少许，将药共末，用好纸包紧，自然成膏。

至圣保命丹

制南星　花粉去皮，各二两　朱砂二钱　蟾酥五分　麝香一分

共末，用甘草煎汤调为丸，芡实大，银花汤下。

当归六黄汤

黄芪　当归　熟地　黄芩　黄柏　黄连　浮小麦

治诸汗之神方也。

桂枝六黄汤

即前方去当归加桂枝也。

止汗散

败蒲扇烧灰存性

研末，入药同服。

生犀散

生犀末二钱　骨皮　柴胡　甘草各五钱　赤芍一钱①　干葛四钱

每服二钱，水一杯，煎七分，温服。

脱甲散

川芎　当归　甘草　知母　柴胡　麻黄连根　胆草各三钱

茯苓一钱半　人参二钱　葱白二根

水煎服。如热甚，加升麻一钱，葛根二钱。

黄连安神丸

黄连　甘草各五钱　朱砂四钱

共末，蒸饼丸，如黍米大，每服三十丸，灯心汤下。

茵陈五苓散

茵陈　茯苓　猪苓　白术　肉桂　泽泻

水煎服。

人参白虎汤

人参　石膏　知母　麦冬　山栀　北五味　甘草　粳米

水煎服。

甘桔汤

桔梗二钱　甘草　防风　荆芥　黄芩　薄荷各一钱

水煎服。

清肺散

甘草　桔梗　桑白皮　生地　地骨皮　荆芥　生姜

水煎服。

地骨皮散

骨皮　知母　柴胡　甘草　人参　半夏　赤茯　生姜

---

① 钱：原脱，据石印本补。

水煎服。

地黄丸

地黄砂仁末拌　萸肉酒浸　山药乳拌　茯苓乳拌　丹皮酒浸　泽
泻各七钱

蜜丸，空心盐汤下。

惺惺散

人参　白术　茯苓　甘草　花粉　麻黄　川芎　当归　桔
梗　细辛　防风

水煎。

升阳散火汤

升麻　粉葛　柴胡　羌活　独活　人参　白芍　甘草各等分
大枣　生姜

水煎服。

十神汤

干葛　升麻　陈皮　甘草　川芎　白芷　苏叶　麻黄　赤
芍　香附

水煎服。

三黄丸

黄连一两　黄芩二两　大黄煨，一两半

用雪水为丸。

四顺清凉散

当归　大黄　赤芍　甘草

水煎。

牛黄凉膈散

紫石英五钱　牛黄二钱　冰片一钱　麝香五分　牙硝　寒水石
石膏各二两　炙草一两　胆星三钱

共末，蜜丸，每两作二十四丸，薄荷汤下一粒。

黄芩汤

黄连　黄芩　当归　甘草　生地　山栀　泽泻　木通　麦冬

水煎服。

柴胡汤

柴胡　黄芩　半夏　甘草

水煎服。

竹叶汤

麦冬　人参　甘草　石膏　半夏　粳米

水煎热服，引加竹叶。

调元汤

人参　黄芪　甘草

水煎服。

神芎散

川芎　黄连　薄荷各二钱半　大黄　牵牛头末　黄芩　滑石水飞，各二两

共末，滴水为丸，随大小加减，温水下。

大金花丸

黄柏　黄连　黄芩　山栀

等分为末，水丸，如小豆大，温水下。如大便实，加大黄。

胆导法

猪胆一枚

取汁，入醋少许，用竹管长三四寸，以一半纳谷道中，将胆汁灌入肛中，顷刻即大便。

小柴胡汤合白虎汤

柴胡三分　黄芩一钱　人参六分　半夏八分　甘草四分　石膏三钱

知母　麦冬各一钱　生姜三片　大枣二枚

四物汤

川芎　当归　芍药　地黄

水煎服。

小承气汤

生大黄　厚朴姜制　枳实麸炒

水煎服。

三黄枳实丸

即前三黄丸加神曲炒、陈皮、白术各一两、枳实炒，五钱，各研末，用汤浸蒸饼为丸。

三化汤

大黄　厚朴　枳实

等分为末，神曲糊为丸，如麻子大，温水汤送下。

柴葛解肌汤

柴胡　干葛　黄芩　白芍　羌活　桔梗　白芷　前胡

水煎服。

二陈汤

陈皮　半夏　茯苓　甘草

随症加用，水煎服。

理中丸

人参　白术　干姜　甘草

水煎服。

肝经主病

肝主风，邪气实则目直视、呵欠、大叫哭、项急烦闷，用泻青丸、芦荟丸泻之。正气虚则咬牙呵欠，气温则内生，气热则外生也，用地黄丸补之。如肝经热甚，身反强直，治与风同。若目直视，为因热始搐，以其子母俱有虚热，风火相搏之故也。

肝经兼症

凡诸风搐搦，牵引㖞斜，皆肝病也，宜泻青丸。如发搐无时，昏睡不醒，不哭不乳，掐之灸之不痛，嗅之鼻不嚏，灌药不入，此真搐也，不治。

兼见心症，则发搐而热。盖肝有风，则目连剳不搐，得心热则搐。肝有热，则目直视不搐，得心热则搐。泻肝热用泻青丸主之，泻心热用导赤散主之。

兼见脾症，则昏睡，不进饮食，当视大便何如。大便闭者，宜蜜导法，切勿妄下，恐致脾胃虚，反为笃病。大便润者，宜琥珀抱龙丸主之。

兼见肺症，喘急闷乱，痰涎壅塞，须从大小便以利之。如喘息有声、肩耸痰响者，不治。若惊热出于心肺，当利小便，服青宁散。若肝热，则大便难，可加大黄。

医案

一小儿痰壅发搐气喘，用礞石滚痰丸而安。

兼见肾症，暴喑失音，手足强直，此从风治，轻者用地黄丸，重则为废疾，不可治矣。

肝所主病

经曰：诸风掉眩，皆属肝木。《脉诀》云：热则生风是也。

急惊风，肝火盛而心火从之，木能生火，从前来者为实邪，实则泻之，宜用泻青丸以泻肝风，导赤散以泻心火。又方：用冬瓜根绞汁，服下即醒，如无鲜根，以枯根煎汤亦可。

慢惊风，钱氏云：脾虚则吐泻生风，此脾土败而肝木乘之，肝属木，而脾属土，从所不胜乘者为贼邪，故慢惊为难也。脾虚生风，虚则补之，用调元汤加白芍主之，方内以人参补脾之虚，白芍、甘草泻肝之实，诚千古不易之秘方也。予加桂为黄芪建中汤，木得桂而枯。古方治慢惊，如醒脾散、观音散，皆良法也。

或问：上工治未病，急慢惊风可以预治之否？予曰：方其热甚之时，腮红面赤，两目如怒，直视不转者，此惊风之似也，宜河间当归芦荟丸以泻胆之火，则不成急惊风矣。如吐泻不止之时，见其手足冷、睡露睛、口鼻气出冷者，此慢惊欲成之似也。急用参苓白术散以补脾，或用琥珀抱龙丸去枳实、枳壳，加黄芪以平肝，则慢惊风不成矣。

凡诸般惊风，四时感冒，暑湿风寒，温疫邪热，烦躁不宁，痰嗽气急及疮疹欲出，发搐，并宜服琥珀抱龙丸。如慢惊虚弱者，减枳实，加川芎、当归。

急惊风有外因者，如感冒风寒、暑湿之气而发热者，即宜解散和中去热可也。苟失不治，热甚发搐，此外因之病也，宜导赤散、泻青丸治之。

急惊风有内因者，如伤饮食发热，即宜下之，如保和丸、三黄枳术丸之类，以除其热可也。苟失而不治，热甚发搐，此内因之病也。当观大小便何如，若大小便不通，先去其宿食，宜木香槟榔丸及胆导法。大便调，宜辰砂五苓散、琥珀抱龙丸。

急惊有不内外因者，如受惊恐，客忤中恶之类。盖心藏神，惊则伤神，肾藏志与精，恐则伤肾。经云：随神往来谓之魂，并精出入谓之魄。故神伤则魂离，精伤则魄散。小儿神志怯弱，猝有惊恐，所以精神溃乱，魂魄飞扬，气逆痰聚乃发搐也。宜先去其痰，用辰砂膏主之，后用琥珀抱龙丸主之。有热，东垣安神丸主之。切勿用轻粉、巴霜之类，致伤元气也。

或问：热甚则生痰，痰甚则发搐。钱氏有利惊丸以下其痰，陈氏有芎蝎散以吐其痰，皆可用否？予曰：药不执方，合宜而用可也。小儿壮实者，吐之下之，中病即止。怯弱者，不可猛浪及伤元气。大抵痰在咽喉之中，壅塞粘滞，药不得入者，宜吐而去之。所谓在上者，越而治之也。宜僵蚕、牙皂炙焦等分为末，每服少许，以杜牛膝根捣自然汁，灌之即吐，吐后即进下痰药，如五色三黄丸、礞石滚痰丸、辰砂膏，皆可选用之。

初发搐，昏睡不醒，或掐人中穴，或灸中冲穴，或掐大陵穴，待其醒而药之也。或用白僵蚕、牙皂、细辛、川芎、藜芦等分为末，吹鼻中。嚏者可治，不嚏者不治。

医案

一子患急惊风，十七日不醒，舌已黑矣。用薄荷煎汤洗之，舌变红色。再用泻青丸二钱煎汤服之，口燥渴已止，其夜搐止，热退而安。

小儿发搐如法治之，搐止者，吉。如时发时止者，昏睡不醒，不食者，死。发搐不止，口鼻气出温者，气温则内生，谓肝之真脏病，见此真搐也，不可治。搐后易醒，口鼻气出热者，热则病自外生，此假搐也，可治。

医案

一儿满月后发搐，以至圣保命丹一服而安。一子二岁发搐而死，予见其面色未脱，手足未冷，乃气急痰壅闷绝，非真搐也。取艾作小炷，灸两手中冲穴，火未及肉而醒大哭，遂用治惊法，以雄黄解毒丸十五粒利其痰，凉惊丸^①十五粒去其热，合服煎薄荷汤下，须臾利下黄涎而搐止矣。

一子发搐痰壅，医用白饼子下之不退，凡三下，病益深，合目昏睡，不哭不乳，喉中痰鸣，上气喘促，大便时下，此五脏气绝转下之故也。盖人之有痰，犹木之有津，时令大热，草木流津，痰自热生，此明验也。痰随火上，医不知降火而反下之，致损胃气。胃气既败，五脏皆伤。故目不开者，肝绝也；昏迷不乳者，脾绝也；啼声不出者，心绝也；喘促痰响者，肺绝也；尿便遗尿者，肾绝也。果不治。

一子发搐，用推法暂退，以后屡发屡推。予曰：病成痫矣。推法者，针灸按摩之。遗意乃发表之，谓痰聚于心不得出也。经曰：无刺大虚人，幸初成痫，可治。久则终身痼疾矣。因立一方，用黄连五钱，朱砂飞二钱半，白甘遂三分，胆星一钱，共末，用粟米和獖猪心血杵丸，芡实子大，每服一丸，灯心汤下。夜服三丸，日服一丸，遂安。

一子患惊风，痰喘正急，惊搐频发，于是先治其痰，后治其搐，以次而定，惟身热犹炽。予曰：小儿肝常有余，脾常不足。肝木太旺，脾土受伤，此乃虚热，勿用寒凉致损中气也。乃用四君子汤加炙黄芪、黑姜，一服而安。

一子五岁，梦中惊哭，抱其母叫怕，此因惊吓起。予制一方，用人参、麦冬、茯神、黄连、枣仁、柏子、甘草、朱砂一半煎水，一半入地黄、甘草为末，山药糊丸，如黍米大，每服二十五丸，灯心汤下，未尽剂而安。

一子发搐而热，以泻青丸投之，不效，乃问其发搐之状。

---

① 丸：原作"九"，据文义改。

曰：搐过后则好睡，与之乳则饮，不乳则不思。醒时则戏作猫儿声，见人则笑，不发搐便是好了。予曰：医难识症，药要对病，何怪前药之不效也。以导赤散一服而安。其父问其故，予曰：心经属火，其声为笑。人生于寅，寅为虎，虎者，猫之类。猫声而笑，知非肝症，乃心病也，故泻其心火而安。

急惊风兼症

初生非脐风发搐者，此胎惊也，宜至圣保命丹，用金银磨水送下。或全蝎一个薄荷叶包，炙为末，朱砂三分和猪乳五滴许服。如常发者，名胎痫，不治也。

变蒸热甚发搐者，宜用导赤散、泻青丸主之。

痘疹未出先发搐者，此吉兆也，宜导赤散散之。

痘疹将靥①发搐者，凶兆也。此因毒气攻心，宜急解救之。用真牛黄一分，朱砂五分，猪尾尖血和丸，如小豆大，每服一丸，灯心汤送下。

丹瘤发搐，视其先后何如。先发丹后发搐者，不治，胎毒自外入里也。先发搐后发丹者，名为惊丹，可治，此胎毒自内而出也，宜大连翘饮主之。

虫疥浸淫疮入腹发搐者，难治，急用雄黄解毒丸、升麻汤下。如疮再发，儿搐止者，可治；不止者，凶。

咳嗽发搐，视其病之新久。如初嗽时，痰盛气促，连声不止而发搐者，宜葶苈丸、苏叶汤下，利其痰，咳止搐亦止矣。如久嗽不止者，难治，宜小阿胶散。如发搐后变嗽者，此风邪入肺也，宜人参荆芥散再发之。

---

① 靥：渐微渐隐的样子。

泄泻发搐，如先吐泻或久痢不止，以致脾胃虚弱者，此慢惊也，难治。如发搐后泄泻，此因发搐之时多服利惊下痰之药，伤其胃气，泄痢不止，宜钱氏异功散主之。

疟疾发搐，疟作热时即发搐者，此宜截去其疟，疟止搐亦止矣。先用小柴胡汤服之，加常山、草果、槟榔、乌梅以截其疟，发过服辰砂五苓散以定其搐。如发搐后变疟者，此脾风之症也，用平疟养脾丸主之。

医案

一子未周岁，因伤食发疟，间日一发，在子丑时疟发搐亦发也。发时咬牙呻吟，大便努黄而出，用口吮母，口得乳即止，疟后汗出，心下跳，腹中鸣，退后顶上有小热，其母又不禁口，未至十日而儿成疳矣。面色㿠白，囟陷发疏，身渐羸瘦。予曰：此儿先受暑湿，暑则为疟，湿则为痰。又伤食助其暑湿之邪，湿则伤脾，暑则伤心，暑生热，湿生痰，脾土一败，肝木随旺，疟曰食疟，疳曰食疳。宜从虚治。且大哭手撒，皆肝胆之病。子时属胆，咬牙者，心与肝俱热也。肝木心火，子以母病也。大叫哭者，肝病也。呻吟者，肾病也。肾水肝木，母以子病也。肝胆，厥阴风木也。心肾者，少阴君火也。水火相搏则内作搐，故大便努黄而出，用口吮母之口，此内热作渴也。儿不能言，得乳即解。汗出者，初发之时，为邪热拂郁及其退而有汗，此真气外泄也。故治疟之法，无汗，要有汗散邪为主；有汗，要无汗养正为主。此儿汗泄于外，便泄于内，心下跳，腹中鸣，皆火盛症也。肝胆从火治，此其法也。退去顶热，儿之巅顶，亦厥阴肝经脉也。予制方两治。平肝止搐方中加治疳之药，用加减当归芦荟丸，于补脾消疟方中加止搐之味，用加减参苓白术散。调理五日，疟搐俱止，儿亦渐肥，疳瘦除矣。

急惊风变症

急惊风变成痫者，此心病也。心主惊，惊久成痫。盖由惊风既平之后，父母玩忽而不虑，使结痰停聚，迷其心窍，或一月一发，或半月或一年一发。发后如常，近年者可治，久则不可治矣，宜急服如神断痫丸。

医案

一子三岁病惊风，未服豁痰安神之药，自后成痫。每发之时，面色青黑，两目连箚，口如嚼物，涎出于口，昏睡扑地，当欲发之状，即以指探其口中，以吐其涎，如此调理，至七岁而愈。

一子四岁病惊风，未服豁痰之药，未及半年，儿似痰迷，饮食便尿皆不知时，后昏倒成痫。问曰：尔病发时能自知乎？答曰：欲昏则发，因作钱氏安神丸加胆草服之。且教其父曰：儿病将发时，急掐其两手合谷穴，如此调理，一月而安。

急惊风变成瘫痪者，肝主风，风淫末疾，故惊风之后，有手足瘫痪而不能举者，此血虚不能养筋故也，宜地黄丸加当归、牛膝、川芎、独活、肉桂为丸服之。

医案

一女十四岁惊风后，右手大指、次指屈而不伸，医用羌活、防风、天麻、全蝎、僵蚕诸风药，病益甚。予曰：手足不遂，血虚也。伸而不屈，筋弛长也。屈而不伸，筋短缩也。皆血虚不能养筋之症也。手大指者，太阴肺经之所主。手次指者，手阳明大肠之所主。肺与大肠皆属燥金，此血燥之象也。一切风药助风生燥，故血转虚乃立一方，用人参、黄芪、天冬、麦冬、生地、熟地、当归等分，官桂减半作引经药，横行手指之端，蜜丸，如芡实大，每服一丸，食后米汤下，又以人参固本丸作蜜丸调服。

一子惊风后，右手强硬，五指拳曲不能举物，口角流涎，语言蹇涩。予曰：此脾有湿痰，脾不足而肝木乘之，不可治也。

急惊风类症

天钓似痫。天钓者，肚热惊悸，眼目翻腾，手足搐掣，或啼或笑，喜怒不常，甚者爪甲皆青，头面向后，仰身反折，浑如角弓之状，此风伤肝。宜和解风热，用钩藤散主之。一云天钓属木，宜发散，用泻青丸去大黄，加僵蚕、天麻、全蝎、钩藤治之。

痉病似天钓。痉病者，项背强直，腰身反张，摇头瘈疭，噤口不语，发热腹痛，镇日不醒。但天钓有搐掣，而痉病无搐掣，故受病与天钓不同。中风自汗，不可再汗，多则发痉。中湿宜微汗，不可大汗，大汗过则发痉。有刚柔二痉，无汗曰刚痉，宜麻黄葛根汤；有汗曰柔痉，宜桂枝葛根汤。二痉并，宜人参败毒散加防风主之。内钓似痫。内钓者，小腹痛，大叫哭，目直视，唇黑囊肿，伛偻反张，眼内有红筋红斑者是也，此肝经寒风壅结，宜温散，木香丸及当归茱萸汤主之。

盘肠似内钓。小儿盘肠风，痛亦在小腹，腰屈而啼无泪，头上有汗，是小肠为冷气所搏，但内钓有瘈疭，此则无瘈疭，目不直视也，宜金铃子散主之。

寒邪入肾经，小腹急痛，面青，手足冷，用当归一钱、炙草四分、人参五分、肉桂三分、木香二分等为末，姜汤调服。或问：天钓、内钓、痉病、盘肠，属何脏，何以辨之？予曰：身半以上，天气主之；身半以下，地气主之。故天钓在上，生于风热，宜发散之；内钓在下，生于寒冷，宜温之。二者皆足厥阴肝经病也。足厥阴之脉，起于足大指而上还阴器，左交右，右交左，少入小腹，下会督脉，外与督脉同行，循脊而上入于巅顶，所以病则目上翻，背后仰，如角弓之反张也。内则循阴器入于小腹，所以病则小腹急痛，为囊肿也。诸风掉眩，皆属肝木。故二钓皆有搐搦似惊，但天钓或哭或笑，内钓则多啼为异耳。痉病，足太阳膀胱经上起两目，上头循顶而下行于背，循腰与厥阴之脉下行者同，所以角弓反张之状亦相似也，但天钓有搐搦而痉病无搐搦也。盘肠者，属于手太阳小肠经，内行小腹与厥阴之脉内行者不同，所以小腹急痛也。但内钓有㿉疝，而盘肠痛则无㿉疝也。

癞疝，此厥阴肝经病也。与肾无干，皆寒所致。有肿而不痛者，名癞痛。而不肿者，名疝。有痛有肿，名癞疝。宜吴茱内消丸主之。

医案

一公子病疝，右睾丸肿大如鸡卵，长约五寸，上络脐旁，下抵阴囊，直直硬痛，大小便不通。予立一方诀，曰：芎归茴木与青皮，川楝山楂泽泻栀。卵肿，小儿性急、多哭者有之，宜用香附、川芎、青皮、山栀、木香、麦芽等分，作丸服之。

医案

一子腹痛，用五苓散加川楝子、小茴香，入盐一撮，煎服，神效。

客忤似痫。客忤者，口中吐青黄白沫，水谷解离，面色变异，喘急，腹痛，反侧瘛疭，状如惊痫，但眼不窜耳，治法宜辟邪养正，散郁安神，用苏合丸、至圣保命丹主之。客忤者，谓客气忤犯主气之病也。如五气之邪自鼻而入，则忤其心、肝、肺。五味之邪自口而入，则忤其脾、胃。有所惊恐，则忤其神。有所拂逆，则忤其意。当博求之，然后制方也。

凡儿惨然不乐，昏睡不乳，或啼哭不止，当审其形色。如无外感内伤之症，则有所思，思则伤神，乃昏睡不乳。凡失其所常伴之人与常戏玩之物，皆能致此，是亦忤其意也。

凡儿吐乳、便黄、身有微热者，伤热乳也。吐作腥气则成积，此父母交感之后以乳哺儿，以淫火之邪忤儿脾胃之正气也，不治便成癖。盖淫火者，肝火也，病则发搐。癖者，脾病也。积不消则为癖，惟泻肝补脾为正，乃以泻火胃苓丸治之。

中恶似痫。中恶者，小儿之危症也。其病有二，有中恶毒之气者，有中恶毒之物者。中恶毒之气者，病自外至其症，眩扑，四肢厥冷，两手握拳，不能喘息，先用霹雳散嚏之，蘸少许插入鼻吹之，得嚏则醒。后以苏合丸灌之，或摄生饮亦可。若中恶毒之物者，病自内生其症，心腹刺痛，肚皮青黑，闷乱欲死，宜急攻之，用雄黄解毒丸主之。

白虎似痫。白虎症，乃流年白虎岁前九位之神，儿犯触之则神不爽，目视不转，手如数物，宜至圣保命丹，取伏龙肝煎汤送下，以取龙虎相制之义也。

或问：客忤中恶，白虎三症何气使然？予曰：皆客气也。儿之所禀谓之主气，为之忤者谓之客气。经云：邪之所凑，其气必虚。故儿之主气强者虽有客气不能忤之，主气弱者少有所忤则成病矣。客忤者，病之总名，中恶则客忤之重，白虎则客忤之轻者也。治法则以辟邪安神、养正和胃为主，苏合丸治。

三病之圣药

虫痛似痫，此蛔虫攻其心痛也。发则目直视，口噤不言，或大叫哭，口中流沫涎水，面青白，手足强直，宜攻之，宜雄黄解毒丸，用苦楝根皮煎汤下。

马脾风似痫，马脾风者，肺胀也。上气喘急，两胁扇动，鼻张闷乱，喘喝声嘎，痰涎壅塞，其症危恶，宜急攻之，用牛黄散主之。

医案

一儿四岁，忽作喘，气逆痰壅，鼻孔开张。予曰：此马脾风也。如胸高肩耸，汗出发润，则不可治。须急治之，以葶苈丸去防己，加大黄除肺之热，合小陷胸汤除肺之痰，研末，竹叶煎汤调服而愈。

或问：何谓马脾风？予曰：午属马，为少阴君火，心主火，脾主土，脾土虚则心火乘脾，脾之痰升，故肺胀而喘，谓之马脾风也。

慢惊风诸症

慢惊一因吐泻后脾胃虚损而然，遍身冷，口鼻亦冷，手足时常瘈疭，昏睡露睛，此无阳也。宜及其未发而治之，用调元汤合小建中汤主之，否则不可治矣。

或问：吐泻生风，何以不可治？予曰：五行之理，气有余则乘其所胜，不足则所胜乘之。吐泻损脾，脾土也，风者，肝所生也，脾土不足则肝木乘之，木胜土也，其病故不可治。人生之中以谷为主，吐多则水谷不入，泻多则水谷不藏，吐则伤气，泻则伤血，水谷已绝，气血又败，如之何不死？或又问曰：风从风治，所立方中不用风药，何也？予曰：《内经》云，肝苦急，以甘缓之，以酸泄之，以辛散之。又云：脾欲缓急，食甘以缓之。调元汤、参、芪、甘草之甘可以缓肝之急，为治风之圣药也，而又可以补脾，芍药、桂枝辛热之品可以散肝之急，调元、建中二方合而用之，治慢惊之秘诀也。

慢惊二因得惊风医用利惊之药太多致伤脾胃，元气益虚，变为慢惊者，此外风未退，内虚又生风，两相搏，正去邪存，大命随倾，此慢惊风症尤宜^①于始也。

慢惊三因疟痢后得之，脾胃日衰，元气日虚，渐渐少食，以致绝谷抽搐而死。

医案

一子脾胃素弱，一日病泻，以理中汤服之，泻未止，口内生疮。谓前药性热助火，复以冷药投之。身微热，睡则扬睛。予见之，曰：此儿发慢惊风。是脾胃本虚，泻则益虚。口中生疮者，脾虚热也。误服冷药则中气益虚，昏睡不乳，虚损之极也。用调元汤倍加人参服之，半月而愈。

一子发搐，予以泻青丸投之，三四服搐不止，转甚。予思痰壅气郁乃发搐也，丸散颇粗，与痰沾滞于喉之间，致气不通而搐愈甚也。用竹叶煎汤取绵纸滤去渣，澄清服之，搐止而安，此变通之法也。

一子七月间因伤食病疟，七日发搐。予见其肝风虽甚，脾未至困，当泻肝补脾可也。乃以泻肝散三服而搐止。后用调元汤以补其脾，复以抱龙丸以平其肝。但喜睡，目不能开，予谓：睡者，非脾困也，乃神昏欠惺。目属肝，两胞属脾，合目不开，非亡魂也，乃神倦也。今儿目欲合欲开可知矣，只用前方，又令其平日相嬉戏与所玩，在房中唱舞以噪之，未半日而目开平复矣。

---

① 宜：乾隆溧阳本作"慎"。

一子痘后伤食发疳，肌瘦发穗。一医谓：其非疳，乃血虚也。始效，但生一疾，似痫非痫，昼则安静，夜则梦寐，抱母叫怕。此儿素性不肯服药，医煨药时以针火恐吓之，故得此疾。然胃为戊土，肾为癸水，合而化火。肾主恐，恐则伤肾，此因脾胃虚弱不能生，肺肾无化源，亦从而虚也。肾虚则神志不宁而生惊恐也。寤则神栖于心，寐则神栖于肾，脾志往来，出入之门户也。必以补脾为主，安神次之。补脾用肥儿丸，安神用钱氏安神丸。调理半年而愈。

肝之窍在目，目赤痛者，肝热也，宜泻青丸加黄连，蜜丸服之。

目中白膜遮睛者，肝虚也，宜泻青丸去大黄、山栀，加甘菊、木贼、蝉蜕作丸服之。

经曰：肝有热则小便先赤，宜导赤散加栀子、条芩、胆草、甘草梢主之。

医案

一小姐尿出如清水，着肉处溃烂成疮，夫人疑其脏腑坏也。予曰：膀胱受五脏之液以藏之，为尿也，各随本脏之色。青者，肝之色也，着肉成疮，肝火盛也，火之所灼则溃烂矣。以导赤散加黄柏为丸调理，五日而安。又以龙胆泻肝汤以治溃烂，后因大便难，又用木通丸以清其肝热。

一儿五十日啼哭不止，用泻青丸，五厘竹叶煎汤，入砂糖少许，服立止。

惊风余症

搐后成瘫痪者，左氏谓：风淫末疾是也。肝主筋，肝热则筋弛而长，长则软弱，手足伸而不屈矣。肝寒则筋缩而短，短则拘挛，手足屈而不伸矣。并用六味地黄汤主之。拘挛者，加附子、肉桂。软弱者，加黄柏、知母、当归、牛膝、川断，蜜丸服之。

惊风后口不能言，宜六味地黄丸加巴戟、远志、菖蒲。

医案

一公子生下四个月，病惊搐，过则昏睡不乳，发搐时反醒，目斜视，右手搦搐。曰：此真搐也，不可治。后果死。

或问：惊有急慢阴阳者，何也？曰：木为肝，主风也。飘骤急疾，莫甚于风。心主惊，火也，暴烈飞扬，莫甚于火。故病在心肝者，谓之急惊而属阳。脾胃者，土也。沉重迟滞，莫甚于土。脾土者，至阴之属也。故病在脾者，谓之慢惊而属阴。肝常有余则泻而损之，脾常不足则补而益之，可也。至于心主惊，肝主风，似宜别论，然火资风势，风逞火威，风火相扇而成搐，故不可别论也。惊病有兼症，亦有类症，是又不可不辨。

肝经类方

泻青丸

胆草　羌活　山栀　防风　当归　大黄酒制　川芎各五分

蜜丸，如芡实大，每服一丸，竹叶汤下。

导赤散

生地　木通　甘草梢　竹叶

水煎服。

芦荟丸

当归　胆草　山栀　黄柏　黄芩各一两　黄连　大黄　青黛　芦荟各五钱　木香一钱　麝香五分

共末为丸，如麻子大，每服五丸至十五丸，竹叶汤下。

地黄丸

熟地焙焦，末，八两　萸肉焙　山药乳拌，各四两　白茯　泽泻各三两　丹皮二两

为蜜丸，如芡实大，一岁一丸，空心白汤下。

琥珀抱龙丸

人参　琥珀　白茯　天竺黄　白檀香　枳实　胆星各五钱枳壳一两　朱砂三钱，为衣

共末，雪水为丸，薄荷汤下。

蜜导法

用蜜放铜器内，微火熬凝，捻作挺子，掺皂角末少许，纳入谷道中，如欲便下即去之。

清宁散

桑白皮　赤茯　山栀　甘草　车前　葶苈

共末，每服五分，姜枣汤下。大便难加大黄。

礞石滚痰丸

礞石煅，三两　大黄酒蒸　黄芩各八两

共末，水丸，用桑白皮汤下。

调元汤

黄芪炙　人参　甘草

水煎服。

黄芪建中汤

肉桂　芍药　甘草　黄芪　姜　枣

醒脾散

即六君子汤加夏曲、木香、白附子、南星制、全蝎，用陈白米百粒、姜、枣煎服。

观音散

全蝎炒，十个　天麻煨　防风　白芷　黄芪　白茯各二钱半　人参一钱　扁豆炒，一钱半

共末，米汤下。

河间芦荟丸

芦荟八分　人参　当归各二钱　炙草　柴胡　川芎各一钱　青皮　木香　胆草各七分　山栀五分　半夏三分

神曲糊为丸，如黍米大，每服三十丸。

参苓白术散

茯苓八两　人参　白术　炙草　砂仁各五分　桔梗四钱　扁豆炒　山药　莲肉去心皮　苡米炒，各一两

末服。

至圣保命丹一名紫金锭

胆星　僵蚕　白附子　辰砂各一钱半　天麻　防风各一钱　全蝎四个　麝香一厘　珍珠五分　琥珀三分

共末，用粟米和丸，分十二锭，金箔为衣，薄荷汤下一丸。

凉惊丸一名金花丸

黄芩　黄柏　黄连　辰砂

等分为末，雪水为丸，如麻子大，薄荷汤下。一本有胆草。

三黄泻心汤即五色三黄丸

黄芩　黄连　大黄

等分为①末，雪水为丸，均作五分。一分朱砂为衣，一分雄黄为衣，一分芦荟为衣，一分青黛为衣，一分轻粉为衣。

木通散

木通　山栀炒　大黄煨　羌活　赤茯　甘草

---

① 为：原脱，据文义补。

等分为末，每服一丸，苏叶汤下。

定志丸

人参　茯神　远志　菖蒲　枣仁　柏子仁各二钱半　琥珀　珍珠　胆星　铁花粉　朱砂　麝香各一钱

煎山楂汤为丸，如米大，每服十五丸，灯心汤送下。

保和丸

卜子炒　陈皮　连翘各五钱　山楂　茯苓　半夏　神曲各三钱

为末，神曲糊丸，麦芽汤下。内加白术，即大安丸也。

三黄枳术丸

黄芩二两　黄连酒洗　大黄煨　神曲炒　陈皮　白术各一两　枳实炒，五钱

用汤浸蒸饼为丸。

木香槟榔丸

木香　槟榔　青皮　陈皮　莪术煨　黄连　黄柏　香附　枳壳炒，各一两　大黄炒黑，加倍

共末，水杵丸，如麻子大，姜汤下。一本有三棱、黄芩。

胆导法

猪胆一枚，浸汁入醋少许，用竹管长三四寸，以一半注纳谷道中，将胆汁灌入肛中，顷刻即大便。

辰砂五苓散

猪苓　泽泻　茯苓　白术各八分　官桂四分　辰砂一分

为末服，服后多饮热水。

辰砂膏

辰砂三钱　硼砂　牙硝各一钱半　玄明粉二钱　全蝎　珍珠各一钱　麝香一分

每服少许，薄荷汤下。

东垣安神丸

川连酒炒　朱砂水飞　甘草　生地各五钱　归身二钱

为末，蜜丸，如米大，每服十五丸至三十丸，温水下。

芎蝎散

川芎　荜茇各一钱　蝎梢三分　半夏制，七分　细辛二分

为细末，热汤调，每日少许，食后热服。

五色三黄丸

即前三黄泻心汤也。

雄黄解毒丸

明雄黄　壮大黄各二钱　川郁金　巴霜各一钱

共末，水糊丸，如小豆大，每服一二丸，茶汤下。

四君子汤

人参　白术　茯苓　甘草

煎服。

大连翘饮

连翘　瞿麦　车前子　滑石　大力子　赤芍　蝉蜕　黄芩
芥穗各一钱　木通　山栀　当归　防风　柴胡　甘草各五分

煎服。

葶苈散

葶苈　防己　牵牛　苏子炒　陈皮各等分

共末，打枣肉为丸，即各金枣丸也。

小阿胶散

阿胶炒，一钱半　苏子炒，一钱　乌梅一个

水煎服。

人参荆芥散

人参　陈皮　半夏　荆芥　炙草　桔梗　杏仁　木通　桂

枝　细辛_{等分}

引加生姜三片，水煎服。

钱氏异功散

木香　官桂　白术_{各等分}　厚朴　丁香　半夏　当归　人参
肉蔻　陈皮_{等分}　茯苓　制附子

水煎服。

小柴胡汤

柴胡四分　黄芩一钱　半夏　赤芍_{各八分}　人参_{五分}　炙草_{三分}
生姜_{三片}　大枣_{二枚}

水煎服。

平疟养脾丸

人参　白术　白茯　炙草　川芎　当归　陈皮　夏曲　苍
术　厚朴_炒　柴胡　黄芩　猪苓　泽泻　草果　常山　青皮
肉桂　鳖甲_炙

等分为末，神曲糊丸，米汤下。

加减当归芦荟丸

人参　当归　炙草　柴胡　黄芩　川芎　陈皮_{各一钱}　青皮
木香　芦荟_{各七分}　胆草_{酒洗}　栀仁_{各五分}　半夏三个

神曲糊丸，如米大，每日寅卯时服二十五丸，竹叶汤下。

加减四物汤

川芎_{六分}　当归_{一钱}　赤芍_{七分}　生地一钱半　柴胡_{三分}　升
麻_{二分}　木通_{八分}　黄芩_{炒，一钱}　桔梗_{五分}　薄荷_{七分}

灯心汤下。

加减参苓白术散

人参　白术　茯苓　黄芪_炙　归身_{各二钱}　鳖甲_炙　使君子
去壳　白芍_{炒，各一钱}　炙草　青皮_{各八分}　厚朴　泽泻　柴胡

夜明砂　陈皮各五分

山药糊丸，如米大，每日巳戌时服，甘丸米汤下。

如神断痫丸

黄连五钱　茯神　菖蒲各三钱　胆星　铁花粉　珍珠各一钱
朱砂二钱　甘遂五分

米糊丸，入猪心，血杵为丸，每服一丸，入猪心内扎紧，煮熟，原汤送下。

人参固本丸

熟地四两　天冬　麦冬各三两　人参　生地各二两

蜜丸服。

钩藤散

钩藤　白茯　大黄　朱砂　防风　蝉蜕　羌活　独活　青皮

等分为末，姜、枣煎服。

麻黄葛根汤

麻黄　葛根　赤芍　豆豉　葱

桂枝葛根汤

桂枝　葛根　白芍　甘草　姜

人参败毒散

人参　茯苓　枳壳　桔梗　柴胡　前胡　羌活　独活　川
芎　薄荷各一钱　甘草五分　生姜三片

水煎服。

温散木香丸

没药　木香　沉香　小茴炒　钩藤各等分　乳香减半

共末，用大蒜捣和丸，桐子大，钩藤汤下。

当归茱萸汤

当归二钱　吴茱炮，焙干　小茴炒　甘草　木香各二分水煎服。

金铃子散

金铃子 小茴香_{盐水拌炒} 木香各一钱

为末，每服五分至一钱，酒调服。

吴萸内消丸失

苏合丸失

五苓散

猪苓 泽泻 白术 茯苓 官桂

煎。

泻火胃苓丸失

霹雳散

踯躅花一分半 雄黄三分 麝香少许 灯心二十寸

共极细末，蘸少许插入鼻中，得嚏则醒。

摄生饮

南星煨 半夏洗 木香各一钱半 生苍术 生甘草 石菖蒲

各一钱 生姜三片

水煎服。

牛黄散

黑白牵牛头末 大黄各一①两 槟榔五钱 木香三钱 轻粉少许

共末，用冷水调服。

小陷胸汤

黄连 半夏 瓜蒌仁

水煎。一本有枳实、草蔻，无瓜蒌仁。

---

① 一：原脱，据石印本补。

小建中汤

桂枝　芍药　甘草　生姜　大枣

水煎，滤清，入饴糖冲服。

理中汤

附子　白术　干姜　甘草

水煎服。

泻肝散

黄芩　山栀　胆草　泽泻　木通　车前子　当归　生地
柴胡　甘草

水煎服。

肥儿丸

人参　白术　白茯　山药　莲肉　当归各五钱　陈皮　青皮
木香　砂仁　神曲　使君子肉　炙草　桔梗　麦芽各二钱

荷叶浸水煮，粳米粉糊丸，如麻子大，每服二十丸，米
汤下。

龙胆泻肝汤

胆草　当归　黄芩　泽泻　甘草梢　车前子　山栀　木通

水煎服。

肺经主病

肺经主气，邪气实则闷乱喘促。有饮水有不饮水者，宜用
泻白散、葶苈丸主之。正气虚则硬气长出，宜用阿胶散、生脉
散合甘桔汤主之。肺热则手掐眉目鼻面，邪实复有风冷则胸满、
短气、喘嗽、上气，宜先泻肺，用泻白散，后泻风冷，用百部
丸。肺但伤寒则不胸满。肺有虚热唇深红色，宜散之。肺怯则
唇白色，宜补之。如闷乱气粗、喘促气硬者，难治。肺虚损故

也。唇白而润者生，白如枯骨者死。

肺经兼症

诸气喘促上气，咳嗽面肿，皆肺之本病也，宜加味泻白散主之。

兼见肝症，由中风得之，鼻流清涕、恶风、喘嗽，宜发散，用参苏饮主之。如久嗽变风疾者，不治。钱氏所谓三泻肝而肝病不退，三补肺而肺症犹虚是也。久嗽而面色㿠白，肺之衰也。头摇手摆，肝之风也。此症若当十月金衰木生之时，必作搐而死。

兼见脾症，咳则呕吐，此伤乳食而喘嗽不安，宜葶苈丸、小陷胸加大黄汤主之。

兼见心症，发热饮水，喘嗽闷乱，此心火胜也，宜凉膈散加石膏、知母主之。如久嗽不止，宜黄连阿胶丸治之。内有黄连、赤茯，能抑心火而肺得其清矣。

兼见肾症，素有喘病，发则多痰，宜补肾，用地黄丸主之。盖肺主气，肾则纳而藏之。痰涎者，肾津液所生也。哮喘吐涎，乃气不归元，津液无所受也，故服此而安。

肺所生病

经曰：诸气上逆喘促，皆属于肺。咳嗽有二：有风寒外感者，有痰饮者。

因风寒得之者，必洒洒恶寒，鼻流清涕，或鼻塞气粗，宜发散风邪，用加减五拗散主之，得微汗为佳。如发散不退，渴欲饮水者，宜泻白散主之。不热不渴者，宜甘桔汤主之。

因于痰者，或母乳多涌出，儿小吞咽不及，呛出而成。痰嗽者，或因儿啼声未息，气未平，即与乳食之气逆而嗽者，此乳夹痰而嗽也。不可下，宜玉液丸主之。

《发挥》云：经曰，秋伤于冷湿，冬发咳嗽，乃太阴湿土之病也。凡咳嗽有痰有气，痰出于脾，气出于肺，皆饮食之所化，脾总司之也。饮食入胃，脾为传化水谷之清气为荣，悍气为卫，周流一身，昼夜不息。脾虚则不运化清悍之气，以成荣卫。其糟粕之清者为饮，浊者为痰，留于胸中，滞于咽嗌，其气相搏，淫淫作痒，吤吤作声，而发为咳嗽也。故治痰嗽，先化其痰，欲化其痰，先理其气，故用陈皮、枳壳以理肺中之气，半夏、茯苓以理脾中之痰，此治嗽之大略也。若夫虚则补之，用阿胶散；实则泻之，用葶苈丸或玉液丸。

医案

一子泻后，病嗽而喘，上气，急用芎蝎散而愈。一子脾胃素弱，一日啖生枣，腹胀而喘，用钱氏异功散加藿香叶，以去脾经之湿，苏叶以去肺经之风，一大剂而胀消喘止。

一子二月间患咳嗽，医以葶苈丸随止随作。四月咳甚，以五拗汤暂止，复作，至秋益甚，嗽百数十声，痰血并来，至九月加重，请予视其外候。两颊微赤，痰先出而血随之，痰血既来，其嗽方定。予思之，其病起于春，初春多上升之气，木旺金衰，法当抑肝补脾以资肺之化源，医用葶苈泻肺，此一逆也。夏多火热，火旺金衰，法当清心养肺，治以寒凉，医用五拗汤，甘热之药犯用热远热之戒，此再逆也。今秋气宜降矣，而上气急者，春升之令未退也，气宜敛矣。而痰血并出者，夏火之气未退也，必与清金降火、润肺凉血，非三五十剂不效也。因制一方，名曰润肺降火茅根汤。服五剂后，咳减十分之七，口鼻之血止矣。复更一医，以防风、百部、桑皮、杏仁之类，继服一小杯，复作咳，气促血来如初。予曰：王好古汤液本草，风升则防风居先，此儿脾升不降，肺散不收，防风、百部岂可并用乎？只依旧方服，血止后去栀、芩，加冬花、五味。咳止后用参苓白术散调理，十七日而安。

一子病咳血，医用茅根汤不效。予曰：病不同也。彼以肺中有火，此则肺虚咳血耳。用阿胶、天冬、麦冬、桑皮、甘草、桔梗、苏叶、乌梅、柿霜，水煎服。

一子夜半病咳尤甚，年九岁，乃胎禀不足，肾虚嗽也，用人参固本丸加阿胶、桑皮，蜜丸，服一料而愈。

一子病嗽，与上同症，亦用人参固本丸加茯苓、知母、贝母、山药等分，蜜丸，服之而安。

一子久嗽不止，面目浮肿，此肺气逆也，用五皮饮加苏叶而愈。

一富室儿泻后病喘急，此脾虚寒湿之气上升也，用陈氏芎蝎散，一服而止。

一儿病嗽血，医用茅根汤主治，予阻之。因制一方，用阿胶珠、桑皮、杏仁、甘草、桔梗、苏叶等分，蜜丸，芡实大，每服一丸，陈米汤煎陈皮汤下，五日而安。

一儿久嗽不止，汗之不可，下之不可，因表里之邪俱盛也。因制一方，用苏叶、薄荷、桑皮、杏仁、瓜蒌霜、桔梗、甘草等分，加阿胶，蜜丸，白汤送下，五日而安。后以此方教人，屡试屡验。

一子咳嗽不止兼作搐，此肺衰而肝木侮之也。当先补肺，用阿胶散，后用泻青丸以止搐而愈。

一子久嗽不止，嗽时面青，右手常自摆摇。予曰：不可治也。后果卒。

小儿未满百日，嗽不止者，名为百晬①嗽，难治，宜甘桔汤加阿胶主之。

小儿数②有哮喘，遇天凉③则发嗽者，用苏陈九宝汤主之。如痰吐多者，宜六味地黄丸主之。

《发挥》云：肾者，水脏也，受五脏六腑之津液而藏之，入心为汗，入肝为泪，入肺为涕，入脾为涎，自入为津。凡咳嗽之多吐痰者，肾之津液不归元也，宜补肾为要，宜用地黄丸加巴戟、杜仲、肉苁蓉、小茴香、破故纸为细末，蜜丸，煎麦冬汤下。

喘嗽诸症

肺主喘嗽，喘有顺逆，嗽有新久，宜分别治之。

喘顺者，或有因风寒而发，此属外感，宜发散，用五虎汤主之。或有喘嗽遇风冷而发，发则连绵不已，发过如常，有时复发，此为宿疾不可除也。初发之时，且④勿治之。待其少退，用苏陈九宝汤主之。慎勿用砒霜、轻粉诸毒药攻之，与其巧而无益，不若拙而行其所无事也。

喘逆者，大病与诸危笃病，但气喘急，痰涎有声皆恶症也，不治。唯肿胀之病，常有喘者，宜苏子降气汤主之。

新嗽者，因风寒中于皮毛。皮毛者，肺之合也。肺受风寒之邪，则发为咳嗽。其症或鼻流清涕、鼻塞是也，宜发散之，用华盖散作丸服之。若小儿啼哭未尽时，以乳强入口中，乳气

---

① 晬：古代称婴儿满一百天或一周岁。
② 数：据文义，当作"素"。
③ 凉：原作"两"，据文义改。
④ 且：疑作"切"。

相搏而逆，必呛出也。胃气既逆，肺气不和，发痰咳嗽则吐乳是也。宜顺气和胃，用加减大安丸主之。如小儿初伤乳食，未得顺气化痰，以致脾胃俱虚，乃成虚嗽，宜健脾补肺、消乳化痰为主，用三奇汤治之。

久嗽者，初得病时因于风寒未能发散，以渐而入里，肺气益虚，遂成虚嗽。宜补肺兼发散，用人参润肺散主之。如嗽不已，宜神应散。气弱者，必用之药也。气实者，不可服，宜葶苈丸主之。

久嗽而有血者，此肺损也，宜润肺降火，茅根汤主之。

久嗽不已，胸骨高起如龟壳，此名龟胸，难治。宜葶苈丸主之。咳止者，吉。不止者，必发搐而死。

久嗽不已，面浮肿者，宜五皮汤加苏叶主之。

久嗽不已，日渐羸瘦又发搐者，此是慢惊风，不治之症也。如不发搐，但羸瘦者，此名疳瘦。宜人参款冬膏合阿胶丸主之。

久嗽咯唾脓血者，此肺痈也，宜桔梗汤主之。如嗽不止，后发搐者，死。

小儿百日内嗽痰多者，宜玉液丸主之。肺虚者，宜阿胶散主之。此名胎嗽，最为难治。如喘嗽气促，连声不止，以致发搐者，死。

凡小儿久嗽，胸骨高突如龟壳，嗽则其骨扇动，此肺热而胀，发搐而死，必矣。久嗽，亦小儿之恶症也。

肺经类方

泻白散

桑皮　骨皮　甘草

水煎服。加苏叶、桔梗，即加味泻白散也。

葶苈丸

葶苈　防己炒　黑牵牛炒　杏仁忻

水煎服。

阿胶散

阿胶炒，一两半　大力子二钱半　马兜铃五钱　甘草一钱半　杏仁一钱

共为末，量大小加减，粳米煎汤下。

生脉散

人参一钱　麦冬二钱　五味十粒

水煎服。加桔梗、甘草、阿胶①，即生脉散合甘桔汤也。

参苏饮

人参　苏叶　干葛　前胡　半夏制　茯苓等分　陈皮　枳壳桔梗　木香　甘草减半　姜　枣

水煎服。

东垣凉膈散

连翘去心　山栀　薄荷　桔梗　甘草

即河间凉膈散去硝黄加桔梗也。

黄连阿胶丸

黄连二钱　赤茯二钱　阿胶一钱

用莲肉为末，水调胶，和药为丸，如麻子大，米汤下。

小陷胸加大黄汤

黄连　半夏　枳实　大黄　瓜蒌仁连皮用　葶苈等分

先煮瓜蒌，后入药，食远服。

---

① 阿胶：据其后"即生脉散合甘桔汤也"可知，此处应去掉"阿胶"。

陈氏芎蝎散

川芎　茞芨各一钱　蝎梢三分　半夏制，七分　细辛二分

共极细末，用热汤调，每日少许，食后温服。

甘桔汤

桔梗　甘草等分

加苏叶、乌梅，水煎服。

小阿胶丸

阿胶炒，一①钱半　苏叶一钱　乌梅去核，少许

每服一钱，水煎。

桔梗汤

桔梗　川贝生　当归　瓜蒌仁　枳壳炒　苡米炒　桑皮　防己各一钱　黄芪一钱　生甘草节　百合　杏仁去皮尖，各一钱　生姜三片

水煎。

五虎汤

麻黄七分　杏仁一钱　甘草四分　细辛三分　石膏二钱

引加芽茶八分，水煎。

五拗汤

即五虎汤去石膏、芽茶，加苏叶、桑皮是也。

苏陈九宝汤

苏叶　陈皮　麻黄　薄荷各一钱　桂枝　杏仁　腹皮各八分桑皮　甘草各五分　乌梅肉一枚　姜二片

水煎。一本有桔梗八分加童便冲服。

---

① 一：原脱，据文义补。

加减三奇汤

桔梗　陈皮　白茯　青皮　苏叶①炒　桑皮炒　人参各五钱　半夏炒　枳实炒　炙草　杏仁炒，各二钱

生姜汁煮，神曲糊丸，如米大，白滚汤下。

华盖散

麻黄　杏仁去皮尖　苏子炒　橘红　桑皮　茯苓各等分　甘草减半

蜜丸，如弹子大，每服一丸，姜汤下。

人参款冬膏

款冬花　百合　人参　五味子　桑皮炙，各二钱

蜜丸，如芡实大，每服一丸，苏叶汤下。

加减大安丸

陈皮　半夏　茯苓　白术　枳实炒　桔梗炒，各等分　苏子炒　炙草　卜子炒，各减半

共木，姜汁煮，神曲糊丸，如麻子人，淡姜汤下。

神应散

罂粟壳去筋，蜜炙　杏仁去皮尖　白胶香　人参　阿胶炒　麻黄去节　乌梅肉各二两　桑皮炙　款冬各一两　炙草五钱

共末，量大小加减，姜枣汤调服。

加减泻白散

防风一钱　桔梗　苏叶　桑皮炒　骨皮各八分　甘草五分

水煎服。

地黄丸

地黄酒拌，蒸　萸肉酒浸　白茯乳拌　泽泻　丹皮酒拌　山药乳拌

蜜丸，空心盐汤下。

---

① 叶：原脱，据"肺经类方"中多为苏叶补。

玉液丸

橘红_{盐水炒} 枳实_炒 桔梗 半夏_制 甘草 苏子_炒 白茯卜子炒，各二钱

共末，神曲糊丸，白汤下。

百部丸

百部_{炒，七钱} 麻黄_{五钱} 杏仁_{炒，四钱}

共末为蜜丸，如皂子大，临服时加松子仁三十粒，尤效。

钱氏异功散

人参 白术 茯苓 甘草 陈皮

等分为末，每服二钱。

润肺降火茅根汤

天冬 麦冬 知母 贝母 甘草 桔梗 陈皮 枳壳 苏叶 阿胶 黄芩 山栀

白茅根汁冲服，自然汁冲服，水煎服。

人参固本丸

人参 天冬_炒 麦冬_炒 生地 熟地

共末为蜜丸。

六味地黄丸_{即前地黄丸}

五皮饮

桑皮 陈皮 腹皮 茯苓皮 姜皮

苏子降气汤

苏子_炒 半夏_制 前胡 厚朴_炒 橘红 当归_{各一钱} 炙草 肉桂_{各五分}

加姜煎。一本有沉香无肉桂。

五皮汤_{即五皮饮}

人参润肺散_失

卷　　四

脾经主病

脾经主困，邪气实则困睡，身热饮水，不思饮食，用藿香散、泻黄散、三黄丸主之。正气虚则吐泻生风，用益黄散、异功散、小建中汤、调元汤、肥儿丸补之。否则，用平胃散加茯苓、猪苓、白术同煎，或五苓散去泽泻、肉桂。不用泽泻者，以其太泻肾气。夏至后，阴盛阳衰，若肾气一虚，恐成慢惊也。

脾经兼症

凡诸困倦，不思饮食，皆脾经之本病也。如昏睡、身热，用胃苓丸、琥珀抱龙丸主之。吐泻有冷有热。冷者，不渴，理中汤主之。热者，渴饮冷水，五苓散合天水散主之。

兼见肝症，初伤风，吐泻，恶风，发热，烦急，顿闷，此宜发散，用惺惺散。如先吐后泻，变慢惊者，不治。但未成慢惊者，用五苓散，分阴阳，止吐泻，利小便，定惊悸，或加辰砂、茵陈亦可。如伤暑，用天水散，除热止渴，化痰，利小便。

兼见心症，发热昏睡，梦中惊悸，宜东垣安神丸。如渴饮水，宜五苓散加辰砂。

兼见肺症，发热昏睡，气促而喘，宜葶苈丸主之。

兼见肾症，羸瘦痿弱，嗜卧不起，宜脾肾兼补。补肾，地黄丸主之；补脾，养脾丸主之。

医案

一子嗜卧，发热，项软，头倾倒不能举，医作风治而不决。

予曰：此阳虚症也。盖头者，诸阳之首。胃者，诸阳之会。此儿必乳食伤胃，胃气不足，故清阳不升而项软，不能任元也。用调元汤，渐渐而愈。

脾所生病

肿病有二。经云：面肿曰风，足肿曰水。又云：凡诸湿肿满，皆属脾土。

肿自上起者，皆由于风，治在肺，宜发散，所谓开鬼门是也。鬼门者，汗孔也。

肿自下起者，因于水，治在肾，宜渗利之，所谓洁净府是也。洁净府者，利小便也。仲景曰：治湿不利小便，非其治也。宜五苓散加防己、槟榔主之。

一身尽肿者，宜煎五皮汤送下胃苓丸。经云：郁则析之，谓上下分消，以去其湿，发汗、利小便也。

医案

先翁治小儿肿病，只用胃苓丸，正方顺取长流水，入灯心煎汤送下。每日于午时，用五加皮煎汤，抱儿于无风处浴之，浴罢令睡一觉，以薄被盖之，得微汗者吉，未有不效。

一女子年方七岁，病肿甚，寅后午前上半身肿，午后丑前下半身肿，上下尽消，惟阴户独肿，小便难。予曰：半身以上，天之阳也，宜发其汗，使清阳出于上窍也。半身以下，地之阴也，宜利小便，使浊阴出于下窍也。正宜上下分消，以去其湿，惟夜半阴户独肿，难于小便，此又常从肝经求之。盖厥阴肝经之脉，丑时起于足上，环阴器，况肝病则大小便难，用胃苓丸、五皮汤，内有茯苓以伐肾肝之邪，木得桂而枯，又以辛散其肝经之水，以温肾之真寒湿也。连服十剂而肿尽消矣。予奉先翁之教，凡肿微者，只用胃苓丸本方治之。如面肿甚者，胃苓丸内加苏叶一钱，葶苈一钱隔纸炒，以去肺经之风。足肿甚者，加防己一钱，黑牵牛炒，取头末一钱，共为末，灯心汤送下。

一小姐误食菱角伤脾，面肿而喘，予用钱氏异功散加藿香叶以去脾经之湿，苏叶以去肺经之风，一剂而安。

小儿病嗽、病疟、病疮后肿者，皆虚肿也。如受风雨水湿之气者，实肿也。不问虚实，俱用胃苓丸、五皮汤主之，此秘法也。

如因咳嗽而肿浮者，宜消肿葶苈丸主之。

疟后遍身浮肿者，此因疟发之后，外受风邪，内伤冷水得之，宜胃苓丸，灯心顺流水煎汤下，再用午后浴法更妙。

如无他病浮肿者，视其肿起之处治之。自上起者，风肿也，宜五皮汤加苏叶、防风主之。自下起者，湿肿也，用五苓散加防己、木通主之。

如肿久不消，气实能食者，宜利其水，胃苓丸加商陆主之。肾者，水之根也，湿则伤肾。久立湿地者多此疾。气弱食少者，只以补脾为主，脾属土，土能胜水，脾强则水去而肿消，宜参苓平胃散加藿香叶、木香、砂仁为丸服之。有肾虚者，宜安肾丸服之。

有两目俱黄，遍身俱黄且肿者，此黄肿也，宜胃苓丸加茵陈。如黄而不肿者，此疸症也。当视色之明暗何如，如色黄而鲜明，小便黄且涩者，此热也，宜三黄金花丸。但黄色昏暗，小便不利者，此湿也，宜茵陈五苓散主之。

凡儿病肿，医不得法，元气下陷，腹大而坐不得，以致阴囊肿大，茎长而卷者，此脾土已败，而肝木独旺，乃贼邪也，不治之症。

医案

一女子十五岁病疸，两目俱黄。予问之，曰：伤食起，腹中大热又痛。乃立一方，用黄柏、栀子等分，大黄减半，以去其热，猪苓、泽泻、茯苓、苍术等分，以去其湿，枳壳、厚朴、神曲以去其食积，茵陈倍用，以去其黄，共末，酒糊丸，车前子煎汤下。三日后，吐下黄水二碗，胸中不热。又二日，泻三行，腹中不痛。十日后，渐渐痛减而愈。

胀病诸症

胀病有二，属虚者多，属实者少。东垣、钱氏二先生皆从虚治。《内经》云：太阴从湿，谓寒湿也。作热治者，误矣，当以脉症辨之。

实胀者，或因食积，或因痞块，先有物在肠胃中而后胀，形于外也。按之则坚，宜消导以去之，不可攻。攻则愈虚，不可治矣。宜胃苓丸主之。

虚胀者，或因吐泻疟痢之后，脾胃久伤而病。此虚气在于膜肓之外，盖外虽胀，其中无物，按之则软，扣之有声，不可外攻，攻之即死。宜用温补，钱氏加减异功散主之。

有因于热者，必口干饮水，神识不清，无时谵妄，宜用三黄丸、河间凉膈散主之。

有因于宿食者，必恶食吞酸，腹中时痛，宜三黄枳术丸、木香槟榔丸。因于积者，腹中阵痛，宜丁香脾积丸。

凡小儿腹胀，与大人不同，多因伤食得之，宜胃苓丸合丹溪保和丸主之。如果伤食腹胀或痛，吞酸恶食，大便不利者，宜木香承气丸主之。如腹胀，宜加减塌气汤治之。

医案

予甥有食积脾虚病，出痘后又伤食，腹胀不喜食，用胃苓丸加枳实、神曲、麦芽、青皮作丸服之。一孙先病疟，后伤食成疳，甚瘦，腹大而坚，见人则笑，予用人参、白术、茯苓、甘草、夏曲、枳实、厚朴、黄连、木香、砂仁、莪术、使君子、麦芽、鳖甲、夜明砂、川芎、当归等药而愈。

一儿泻后腹胀，用加减塌气汤，一剂而安。

一儿五岁，腹大善食。予曰：倘不知节，不成肠癖必成疳也。果后成疳，肚大青筋，用集圣丸而愈。

一儿善食腹大，用保和丸、胃苓丸相间调理而愈。

腹中有癖，疟后多有之。凡小儿有癖者，常作寒热似疟，不可作疟治也。癖去，寒热自止矣。无过消癖丸为佳。先翁治癖，只用香蟾丸，此秘方也。

腹痛虫积诸症

虫痛发作无时，随痛随止，发则面色㿠白，口吐涎沫，腹中痛作疙瘩，脉洪大，目直视似痫，宜下之，用木香槟榔丸、苦楝根、桑白皮煎汤送下。

医案

上症先翁用黄连解毒丸下之，小儿体弱者，不可用也，宜安虫丸，以渐去之。先人云：凡欲收虫，须于每月上弦前取之，虫头向上。若月后，则虫头向下，不可取也。虫亦有灵，当设法取之，择定除破日①，勿令儿知，隔夜煎苦楝根汤，至五更，

① 破日：凶日。旧历书中的不吉利的日子。

用清油煎鸡蛋一饼与儿嗅，故①不与食，待其闻香味，急欲食时，甚者如腹中有物上涌心口，取药与服之，少刻心口之物坠下，至巳时，腹中大泻而虫下矣。

予治一子，见其甚弱，不敢下，乃用苦楝根皮放肉汁中煮之，单服三日，虫下后，以养脾丸调理而安。

一儿七岁，善食肉，常病腹痛。其父问：是虫，是积？予曰：积痛者，发有常处，手不可按，恶食而口干。虫痛者，痛无常处，喜手按摩，口馋而吐清水，此儿乃虫也。以药取之，取虫大者十余而痛止。未一月又痛，予曰：不可再取矣，如不去其虫则痛不除，积不除则虫又生。苟再取之，重伤胃气，不可也。乃立一方，用槟榔、木香去积为主，陈皮、青皮、三棱、莪术、枳实、山楂专去其积，使君子、白芜荑、川楝子、苦楝根皮专去其虫。以上诸药，等分为末，神曲糊为丸，如麻子大，米汤下。常服之，时下小虫及下虫母，如指大，自后痛渐止矣。

或问：人腹中皆有蛔虫，何儿虫之多也？曰：小儿食多成积，积化为虫。当观草腐化为萤，木腐生蠹，脾虚而成虫，其理一也。又问：虫之状有不同者，何也？曰：各从其脏变化也。如心属火化，为羽虫。肝属木化，为毛虫。肺属金化，为疥虫。肾属水化，为鳞虫。脾属土化，为裸虫。故蛔虫、裸虫出于脾，为土化也。

小儿腹痛属食积者，多食积之痛，属寒者多。盖天地之化，热则发散而流通，寒则壅塞而凝滞。饮食下咽之后，肠胃之阳不能行变化转输之令，使谷肉果菜之物留恋肠胃之中，故随其所在之处而作痛也。如在肠胃，犹是完物。在心而痛，宜吐之，

① 故：古同"顾"，反而。

所谓高者越之是也，宜瓜蒂散主之。如在小肠中，虽变化，犹是糟粕，其痛在心之下、脐之上，宜辛温之药利之，用丁香脾积丸主之。否则，用木香槟榔丸或丹溪保和丸加消导之味临时酌用之。其在大肠者，水谷已分传送广，肠为疾也。其痛在脐之下，宜苦寒之药下之。如可吐者，不如用盐汤探吐之法为妙。如饮食之后有胃口痛者，此宜吐之。如因旧日之积痛者，不可吐，恐伤胃气，宜小陷胸丸主之。

医案

一儿胃脘当心而痛，以手摸其胸腹，唯心之下，手不可近。曰：凡腹手可按者，虚痛；手不可按者，实痛。实痛非食即痰，故不可按也。乃以枳实导滞汤、控涎丹内择取，合成一方，用枳实、黄连、半夏、木香、黑丑、白芥子、甘草等分为末，用生姜自然汁和神曲作丸，麻子大，以沉香、木香、槟榔磨汤下。初服二十丸，少顷，痛移下脘中，又服七丸，至脐下，又服五丸，利下清水而止，乃知其脾痛也，用枳术丸调愈。

一子食鸡肉太早，遂成疳，日渐羸瘦，不思饮食，先服养脾消积丸三日，后服丁香脾积丸，鸡汤送下，取出鸡肉片犹未化，再进养脾丸而愈。

凡腹中积痛者，只在肠胃之中。盖肠胃为市物之聚也，脾主腐化而无所受故也。非客所犯必不为痛，如有脾痛者，宜三圣散主之。

吐泻诸症

吐出上焦，泻出下焦，乃肠胃之病也。脾在中焦，管束乎上下之间，吐泻互作者，乃脾胃之病也。夫人身之中，足阳明胃脉之气自上而下，足太阴脾脉之气自下而上，上下循环，阴阳交接，谓之顺而无病也。故胃气逆而上则为呕吐，脾气逆而下则为泄泻。吐泻之病，脾胃为之总司也。《发挥》云：胃在上焦，主纳而不主出，呕吐则不纳矣。肠在下焦，主出而不主入，泄泻则出无经矣。观朱仪凤《伤寒括》云：胃家有热，难留食；胃冷，无缘纳水浆。则吐之出于上焦也，明矣。又张长沙《伤寒论》云：下痢服理中不止，理中者，理其中气也。治泄泻不利小便，非其治也，宜五苓散主之。如不止者，赤石脂、禹余粮主之。则泄泻出于下焦，明矣。盖治泄泻有四法焉，有用理中汤以治其中气者，有用五苓散以利其小便者，有用真武汤以温其肾者，有用赤石脂、禹余粮以固其大肠者，不可不知其要也。夫肾开窍于二阴，主蛰藏者也，如门户然，泄泻不止，门户不闭也，故用姜、附以温之，闭其门户也。肠胃为盛水谷之器，犹仓廪然，脾司出纳，乃仓廪之官也。吐泻不止，乃仓廪不藏，官失其职也，故用参、苓以补之，封其仓廪也。下焦者，水谷注下之路，如沟渎然，小便不利，如沟渎之不能别也，故用猪苓、泽泻以利之，疏通其水窦也。大便不禁，沟渎之不能潴也，故用赤石脂、龙骨以涩之，塞其决也。先训云：治吐泻者，只用胃苓丸，吐以姜汤下，泻以一粒丹和之。钱氏云：脾主困，谓疲惫也，非嗜卧也，吐泻久则生风，饮食伤则成疳，最易至疲惫也。此与肾主虚同，夫肾者，元气之主，肾虚则为禀受不足之病。脾者，水谷之主，脾虚则为津液不足之病。故小儿五脏之病，肾、脾最多，肝、心次之，肺又其次也。

　　小儿吐泻，多因伤乳食得之。如吐泻时不啼哭，不喜饮食，此伤乳食也。初得之，不可遽止，宿食未尽去也。宜损乳食，勿重伤，吐泻益甚，非医之咎也，宜用钱氏益黄散主之。如吐甚者，用向东陈壁土和干姜少许，入水煎汤，澄清吞下。如泻不止，以胃苓丸、一粒丹合而服之。

吐泻时而恶风寒，喜入怀抱，此伤风吐泻也，宜发散，用惺惺散主之。

吐泻时啼哭，其身俯仰不安者，必痛在腹中，此霍乱也。内伤乳食，外感风寒得之，先治其里，宜理中汤。后治其表，用桂枝汤。表里通治，宜藿香正气散。

医案

一儿周岁，吐泻并作，时天大寒，医用理中汤、胃苓丸不效。予曰：表里有寒邪，未得发散，取益黄散与之，其夜得大汗而愈。

一女半岁，与前儿同症，吐泻，此伤食也。前有外感风寒，故用益黄散温其表里之寒，此是伤食，用胃苓丸、一粒丹调其脾胃，消其食积而吐泻俱止。

一儿暴泻兼吐，上下所出皆乳食不化，用理中汤，服之而安。

一儿暴吐泻，上下所出皆黄水中有乳片，用二陈汤加黄连服效。

或问：病同而治之异，何也？曰：所出之乳不化者，胃有寒也，故以理中汤急温之。所出之乳片溶化者，胃有热也，邪热不杀谷，宜黄连、半夏以解之，此治之所以异也。

呕吐诸症

小儿呕吐多因伤乳食得之，非若大人有寒有热也。然因于寒者，亦有之。呕乳、溢乳、呗①乳，当分三症治之。呕乳者，

---

① 呗：不作呕而吐，亦泛指呕吐。

初生小儿胃小而脆，容乳不多，母乳多而急，宜节之，勿令太饱，纵与之，则胃不能容，所以大呕而出。呕有声而多乳出，如瓶注水，满溢也。溢乳者，儿初生筋骨柔弱，左倾右侧，乳食太饱，儿身不正，必溢出二三口，如瓶注水，倾侧而出也。呍乳者，见口角旁边不时乳常流出，如瓶注水，漏渗而出也，此即名哺露。呕乳者，节之可也。溢乳者，正抱其身可也。皆不必治。独呍乳一症，是胃病虚也，宜补之，用理中汤加藿香、木瓜主之。

医案

先翁治儿呕吐，只用胃苓丸，研碎，以生姜煨熟，煎汤调下即止。如不止者，此呕家不喜甘也，用理中汤去甘草，加藿香之辛、木瓜之酸，神效。

伤冷乳者，所出清冷，面色㿠白是也，宜益黄散煨姜，煎汤调服。

伤热乳者，所出物热，面赤唇燥是也，宜六一散，生姜煎汤调服。

伤乳食者，物出酸臭是也，宜胃苓丸煨姜，煎汤调服。

医案

一子八月病吐，医用理中汤，入口即吐。予作理中汤，用獖猪胆汁、童便各半拌之，炒焦，水煎服，立止。病家请言其故，予曰：吐本寒邪，当用理中汤热药以止之，然内寒已甚，格拒其阳，故热药入喉，被寒所拒，热药不得入也。今以猪胆汁之苦寒，童便之咸寒，下喉之后，两寒相得，故不复出，须臾之间，阴气渐消，阳气渐发，此热药须冷服，以主治拒格之寒，以止呕哕者是也。此与宋理宗呕吐不止，杨吉老以药放井水中，澄冷进服法同。后用六君子汤作丸服之，调理而愈。

一女伤食呕吐，有用理中汤去甘草加丁香、藿香不效，又作胆汁、童便法亦不效。四日后吐出饭半碗，予曰：此女数日不食，何有此完饭也？遂用丁香脾积丸投之，取下恶粪乃愈。予思，呕吐不止多是肝胆二经之病，故仲景用猪胆汁、人中白以治厥阴病。予新制一方，用吴萸、黄连并分剉，用向东陈壁土一块，杵碎，同药入砒，炒焦入水，煎一二沸，澄清服之。

凡治呕吐，服药宜缓不宜急，急则反吐，止后不可便与之乳，若即与之，其吐复作，非医之咎也。大约吐后多渴，禁与水饮，须使忍一时，渴自止矣。若即与汤水，转渴转吐，不可止也，大人亦然。

有吐蛔者，胃寒甚也，宜理中汤加乌梅、川椒，煎汤调服最有效。

因于寒者，食久方吐，其乳不化，宜理中汤加藿香、砂仁主之。

因于热者，食入即吐，其乳成片，宜理中汤加黄连、竹茹治之。

因于虫者，吐多清水，腹痛多啼，宜理中汤加木香、槟榔主之。

因于食积者，吐多酸臭，不思饮食，宜养脾消积丸，甚者丁香脾积丸。吐止后，用胃苓丸调之。

呕吐，药食不得入者，此胃中有寒，阴盛格阳也，宜理中汤入童便、猪胆汁主之。

小儿初食乳，或有乳多过饱而吐，须令乳母缓缓与之，不必服药。

有因浴时客寒犯胃而吐者，取乳汁一杯，用姜、葱同煎，少许服之。

有因恶露涉水停在腹中而吐者，宜以炙草煎汤，而吐去之。

初生小儿，胃气甚微，切不可用木瓜丸、铁粉、槟榔重犯其胃中中和之气。

泄泻诸症

泄泻有三，寒、热、积也。寒泻者，不渴，宜理中汤主之。热泻者，发渴，宜五苓散调六一散主之。积泻者，面黄，所下酸臭是也，宜丁香脾积丸主之。积不去，泻不止也。盖湿成五泻，有内因者，有外因者，有不内外因者。如因于风者，谓之飧泄，水谷不分；因于热者，谓之洞泄，水谷暴下；因于寒者，水谷不化，谓之溏泄；因于湿者，水谷稠黏，谓之濡泄。此外因之病，湿自外生者也。有因于积者，脓血交杂，肠鸣腹痛，所下腥臭，谓之瘕泻。瘕者，宿食积泻之名，乃食癥也。此内因之病，湿自内生者也。有不内外因者，乃误下之病，有夹热夹寒之分，所谓肠垢鹜溏是也。或问：丁香脾积丸乃下剂，何以能止泻？曰：胃者，水谷之海。肠者，水谷流行之路也。泄泻者，肠胃之病也。肠胃无邪则水谷变化，便尿流行，斯为无病。今有宿食不化，陈腐之物积于肠胃之中，变为泄痢，苟不穷其源而去之，则泄痢终不止也，故以丁香脾积丸去其陈腐，此拔本塞源之法，当遵也。予每教弟子治泻始终之法，用理中丸一服不止，次用五苓散一二服分理，如再不□，更用白术散一二服，如又不止，则以参苓白术散调理，未有不效。倘有不止，用参苓白术散二分，豆蔻丸一分合服。《发挥》云：《难经》五泻之论甚详，予谓大肠泻、小肠泻、大瘕泻则易明，谓脾肾泻则难晓也。盖腑者，府也，谓水谷所藏之府，有所受，即有所出。脏者，藏也，乃魂、魄、神、志、意所藏之舍，无所受，岂有所出哉？其脾泻者即胃泻也，谓脾不能约束其胃，胃不能藏而泻也。故泻有属脾者，有属胃者。但自胃来者，水谷注下而多；自脾来者，则成黄糜，泻无度而少也。观仲景《伤寒论》：吐，大便不痛者，用约脾丸则易明矣。肾亦脏也，谓之肾泻者，肾开窍于二阴，为闭藏之主，肾虚则不能司闭藏而水谷自下。且下焦如渎，有所受即有所出也。但泻不同，《难经》云：其泻下重者即肾泻也。观东垣《脾胃论》，宜补中益气汤。如大便努责者，加当归、红花。努责，即下重也。当归、红花以润血。盖肾恶燥，故用二物以润之。泻者，痢也，乃积滞之物，故痢曰滞下。况痢则腹痛，有肠鸣，有里急，有赤白。若肾泻则便时略难，却无里急后重之症，故云：痢则下重也。古人立方治肾泻，有用破故纸补其肾者，有用吴萸补其肝者，皆苦以坚之、辛以润之之法。今吾立方，治脾泻只用参苓白术散，治肾泻只用六味地黄丸加破故纸，甚效。凡胃泻、大肠泻、小肠泻三者不同，自胃来者，水谷注下而不分，所下皆完谷也，此从寒治，宜理中汤主之。自小肠来者，亦水谷注下而不分，则成糟粕，而非完谷也。且小肠为受盛之府，水谷到此已变化而未尽变化也，治宜分理水谷，用五苓散主之，使水谷分则泻止矣。自大肠来者，则变化尽而成粪，但不结聚，所以酸臭也，宜用禹余粮丸主之，合肉蔻丸治之，此涩可去滑之法也。

泄时有发热恶寒、水谷不分者，此风湿症也，谓之飧泄。经云：春伤于风，夏生飧泄是也。宜小建中汤加防风主之。若带脓血者，用胃风汤加粟米煎服。

泻时有腹痛，或不痛，所下完谷有未尽者，此邪热不杀谷也。有成糟粕者，皆属湿热，宜猪苓汤主之。寒湿、热湿宜详辨之。属寒者，不渴；属热者，渴也。

泻时有腹痛，或吐或不吐者，所下多完谷未化者，此寒湿也，宜理中汤主之。

泻时水谷混下，大便多而小便少者，此湿泻也。有溏泻无度者，此久湿也，并宜五苓散主之。

泻时肠鸣腹痛，不思饮食，所下酸臭之物，此因宿食停滞于中而成湿，此食化为湿也。宜下之，积去泻自止也，宜丁香脾积丸主之。

春夏得之，名伤风，其症发热而渴，小便短少，宜先清暑，以薷苓汤主之，后以白术散调理。

夏至后得之，有寒有热，如渴欲饮水者，热泻也，先用玉露散以清暑止渴，后用白术散以补脾。如不渴者，寒泻也，先服理中汤以补脾，后服五苓散以清暑，此妙方也。夏月水泻治法，在五邪之气所生病内有案可证。

秋月得之，伤湿泻也，其病体重，所下溏粪，谓之濡泻，宜渗湿补脾、利小便，用胃苓汤主之，或升麻除湿汤皆可选用。

冬月得之，伤寒泻也，其症腹痛，所下清水，宜温剂治之，用理中丸加附子少许，不止，用肉蔻丸治之。

四时积泻，面黄善肿，腹中时痛，所下酸臭是也。宜先去积，后调脾胃。去积，宜丁香脾积丸；调理，胃苓丸。

小儿久泻，依法治之不效者，脾胃已衰，不能转运药性，以施变化，只宜补脾为主。脾胃健，药自效也。宜白术散主之，常服无间，此亦秘诀也。

久泻不止，津液消耗，脾胃倒败，下之谷亡，必成慢惊，所谓脾虚则吐泻生风是也。故欲补脾胃于未衰之先，宜用白术散补之。若补之不效，宜调元汤加建中汤急救之，否则慢惊已成，虽仲景复生不可为也。

小儿泄泻大渴不止者，此由水去谷少、津液不足故也。当用白术散补其津液，切勿用五苓、玉露渗利之剂，重亡其津液，致腮妍唇红，脾胃转虚。亦勿因其口渴与汤饮之，不知水入则加渴，而病亦甚矣。诀云：大渴不止，止而又渴者死。泄泻不止，精神耗者亡。

久泻不止发热者，此津液不足，乃发虚热也。勿投以凉药反耗津液，宜白术散主之。如有甚热之气，宜用黄连丸主之。如烦渴甚，宜四君子汤加木香、藿香等分，倍加葛根，常服以代汤。

医案

一子无病，时值盛夏，医以天水散与之，谓其能解暑也。服后暴泻，医悔，作理中丸三服，泻变痢疾，日夜无度，脓血相杂，儿益困倦，皮燥无汗，发亦成穗。予曰：夹热而痢者，其肠必垢，痢久不止则成痔。此儿初泻，本时行之病，非干天水散也。医当用天水散调五苓散服之可也，反以理中热药投之，遂成夹热肠垢之病，皮燥发穗，表有热甚也。下痢窘迫，里有热甚也。表里俱热，津液衰败，事急矣。因制一方，用黄连、干蟾炙各一钱，木香、青皮、白茯、归身、诃子肉各一钱五分，共末，米粉糊丸，每服二十丸，炒陈米汤下。十日后，满头发出小疖，身上发疥如米，热退痢止而愈。

一子周岁，夏月得水泻，自以理中、诃、蔻投之，不效。予曰：治泻不利小便，非其治也。乃用五苓散去桂加甘草，一服泻止。三日后，遍身发出赤斑，主人惧。予曰：无妨，《活人书》云：伤寒病下之太早，热气乘虚入胃，发斑。今夏月热甚之时，泻久里虚，热气乘虚而入，且多服理中辛甘之药，热留胃中，今发赤斑，热自里而出于表也。服化斑汤自愈。主人口汤中，石膏性寒，非泻所宜。予曰：有是病则投是药。在夏月，白虎犹宜用也，只一服而斑没热退矣。

一公子脾胃素弱，常伤食，医用枳术丸、保和丸，其意当用枳术丸补脾，至伤食则服保和丸，不效，问及于予。予曰：此法固好，但用枳术丸，则无消导之药，不能制其饮食之伤。专服保和丸，则脾胃之虚不能胜其消导，而反损其中和之气。予立一方，七分补养，三分消导，则脾胃自强，不至再伤矣。乃用人参、白术、陈皮、甘草、木香、砂仁、山药、莲肉、使君子、神曲、麦芽为末，荷叶煨饭为丸，米饮下，因名曰养脾消食肥儿丸。服后，精彩顿异，饮食不伤矣。

一子周岁得水泻，医治不效，肌肉消削①，面色㿠白，时值盛夏，凝汗不润，皮肤干燥，所下频，并略带后重，此气血虚也。补中气，利小便，升举其阳，固涩其滑，按法调治，略无寸效。予曰：术将穷矣，唯有一法未用耳。乃作疳泻治之，用人参、白术、白茯、甘草、陈皮、山药、当归、莲肉、砂仁、诃子、肉蔻、黄连、木香、干蟾为末，神曲糊丸，煎四君子汤送下，服至二日，肌润，有微汗。再一日，头上见出红疮，小便渐多。三日后，泻止，后更以参苓白术散作丸，调理而愈。

一子夏月病泻，医用理中丸治之，反大热大渴，予谓其不知用热远热之法，遂用玉露散以解时令之热，冷水调服而安。

一子病同前症，医用玉露散，不知中病即止，有犯胃气之戒。此儿初服，泻渴俱止，再服泻更甚，又服，大热大渴，面赤如火，张口喘呼。予用理中汤加熟附子一片，又嘱云：服后安静即止，若烦躁再服一剂。果二剂而安。因问予病同治异之

---

① 消削：据文义，疑作"瘦削"。

说，予曰：夏至后泻者，七分热，三分寒，治当用七分寒药，三分热药。前因多服理中汤，犯用热远热之戒，故用玉露以解时令之热。后症因过服玉露，伤其胃气，故用附子理中以故①里也。又曰：安静者不可治，烦躁者可治，何也？曰：夏至后，姤卦用事，伏阴在内，六月建未，其位在坤，坤土而为腹土，爱暖而恶寒，玉露性寒，伤其脾土，阴盛于内，阳脱于外，故用附子理中之辛热，以收欲脱之阳，胜其方长之阴。服药安静者，脾土已败绝，投药不知，故不可治。烦躁者，寒热相搏，脾有生意，故再投之，使胜其寒也。又曰：下次治此热泻，当如之何？予曰：视其病症如何，如热多渴少者，急以温中为主，先进理中，后进玉露微和解之。不渴者，不必用玉露也。先大热大渴而后泻少者，此里热也，急解其暑毒，以玉露投之，热渴稍止，后用理中补其中气，泻止不必再服也。如渴不止，只用白术散治之，理中、玉露二方皆不可服，白术散治泻渴之要药也。如泻渴再不止，此水壅塞以犯肾，肾得水而反燥，故转渴泻，宜白术散去干葛加炒干姜等分服之，辛以润燥致津液也。

凡治大病以大剂，治小病以轻剂。泻之轻者，以胃苓丸、一粒丹治之。若泻久不止，病之重者，宜胃苓丸五十，豆蔻丸五十，陈米煎汤下。如渴泻不止者，以白术散大剂代汤。渴甚，再加制过天花粉。渴泻俱止，以白术散减干葛加陈皮调治，此治泻渴之大略也。

痢疾诸症

痢不问赤白，皆从积治。湿热者，食积之所生也。痢初，

---

① 故：同"固"。

治法宜下，积不去，痢不止也，宜木香导滞丸主之。如吐泻后痢者，其积已下，不可再下，复伤元气，但当保和去积滞而已。

治方：陈皮五分，枳壳炒三钱，黄连姜汁炒五钱，神曲炒三钱，卜子炒一钱，楂肉、麦芽炒各三钱，槟榔二钱，为末，水糊丸，麻子大，每服十丸，白汤送下。

予教诸弟子治痢，用保和丸、香连丸同服，万无一失。痢疾渴甚者，白术散去干葛加炒干姜、黄连、阿胶、乌梅主之。

痢苦噤口者，参苓白术散加菖蒲末，陈米汤下。

痢脱肛者，只止其痢，痢止，肛自不下矣。

痢鲜血者，黑如屋漏水者，气促大吼者，粪门如竹筒者，呕哕不食者，足背浮肿者，身热脉大者，渴欲饮水者，只大渴者，面娇面青者，思饮酒者，皆不治之症也。

初病痢疾，腹中急痛，大便窘迫，小便赤涩，身热饮水，宜下之。轻者，三黄枳术丸。重者，木香槟榔丸去其陈垢，其痢自止。此时邪气未重，正气未伤，故宜去之。若喜补恶攻，邪气日强，正气日衰，斯时不下之，积热不除。下之，则脾胃转弱，酿成大病，医之咎也。

初病泄泻，渐变痢者，此时宿垢已去，不可再下。如有腹痛，里急后重之症，乃未尽之余邪也。宜去积止痢，去积宜保和丸或保和导滞丸，止痢宜香连丸。

痢久不止者，名休息痢，宜和中丸主之。

痢久不欲食，或食即吐，名噤口痢，即经所谓五虚者死，古方虽多，无甚效者。大抵痢泻日久，津液已竭，脾胃虚弱，不能食也，宜以补脾为主，白术散去干葛加炒干姜主之。能食者生，不能食者死。

久痢脱肛者，气血虚也。素云：下陷者，虚也。古方多用涩剂，如猬皮、木贼之类，此治其标也，当用河间行气养血之法。痢止，后重除，肛肠自不脱出矣，用加减八珍汤主之。

痢下赤白青黑者，名野鸡痢，用阿胶梅连丸主之。

痢至两膝肿大者，名鹤膝风，用加味地黄丸主之。或问：赤痢为热，白痢为寒，何如？曰：《原病式》论之详矣。痢下赤白皆湿热也。赤者，自小肠来，小肠者，心之腑，心属火，故其色赤。白者，是大肠来，大肠者，肺之腑，肺属金，故其色白。赤者属热，白者属湿，亦热也。经云：湿盛而热。若初痢下鲜血者，非赤也，此风热之毒，宜剪红丸主之。如痢下瘀血或如豆汁者，此湿气下血也，宜胃风汤主之。

或问：河间云，行气则后重除，养血则便脓愈。此千古不易之法也。今幼科治痢，不用其法，何也？曰：痢者，素云肠癖，难云大瘕泻。古云：滞下肠癖者，因于饱食也。大瘕泻者，食癥也。滞下者，积滞之物下出也。故云无积不成痢，治法以攻积为先务也。积不去则气不行，去积所以行气，而不里急后重也。热则伤血，痢久则伤血，去热止泄，所以养其血也。法虽不同，意则合也。

或问：丹溪云，先泻后变痢者，脾传肾也，难治；先痢后变泻者，肾传脾也，易治。何以言之？曰：脾恶湿，湿胜则濡泻者，脾之病也。久泻不止，又变为痢，痢下后重，肾病也，非真痢也。后重者，胃气下陷也。脓血者，肠垢下溜也，真气败而谷气绝，是谓难治。肾恶湿，小儿久坐湿地则伤肾。里急后重便脓血者，肾病也。痢久不止忽变为泻，脾病在也。故里不急痛者，湿热之毒除也。便无脓血者，陈郁之秽尽也。肠胃通，水谷行，故易治。

或问：痢疾身凉脉静者生，身热脉燥者死，其然乎？曰：

初时病，邪气方甚，身热脉燥者，多不可呼为死症也。邪气甚则实，可急下，邪去脉自衰身凉也。痢久而身热脉燥则难治也。脉静身①凉，久痢之后，真气已虚之脉也。身宜温，不宜太凉；脉宜静，不可太弱。经云：泻痢五虚者死。脉细一也，皮寒二也，少气三也，泄泻不止四也，饮食不入五也。此脉静身凉之言，不可执也。

医案

一小姐五月病痢，至七月未愈，病急矣，予用人参、白术、茯苓、甘草、白芍、当归、黄芩、车前子、陈皮等分，干姜炒少许，煎服五日大安。问云：诸医皆用黄连、木香，今汝不用，所用俱非治痢之药而效者，何也？予曰：此河间芍药汤方也。所谓调其气则后重除，养其血而痢自止之法也。

一子七月病痢，半年不愈，予用钱氏异功散加山药、黄芪、桔梗、木香、黄连、诃子、肉蔻、车前子、炒干姜、泽泻、神曲、麦芽、当归、白芍，共末，水面为丸，陈米汤送下，因名为和中丸。

一女子十岁患痢数月，脉洪数。或曰：痢脉宜小，洪数则难治也。予曰：无妨。《玉函经》曰：欲识童男并童女，决在寸关并尺里，自然紧数甚分明，都缘未散精华气。此童女脉宜如此，胃气当强，不久自愈。

一公子病赤白痢，甚苦，用黄连一钱，木香、石莲肉各五分，陈皮七分，干姜炒二分，神曲糊丸，黍米大，炒米汤送下。

噤口痢，乃胃口热甚故也。热气冲上，故不能纳食，用黄连、人参煎汤，终日呷之，如吐，再强饮之，但得一口呷下咽

---

① 身：原作"生"，据文义改。

便好。外用田螺合脐中，引下其热，胃中热退，自然纳食。又有粪蛆烘干为末，清米汤送下。

小儿痢疾，多因脾胃不和，饮食过度，停食积滞，脾不能运化，兼伤风寒暑湿之气故也。伤血分则下赤，伤气分则下白，伤风则下清血，伤湿则下如豆汁，伤气血则下赤白相兼。或夏末秋初，恐有暴寒折于盛暑，客传于肌肤之中，发于外为疟，发于内为痢，内外俱发则为疟痢相兼。大抵治痢之药，惟黄柏、黄连、木香、茱萸、白芍为最。

疟疾诸症

疟不问新久，并宜服平疟养脾丸，此秘方也。大约治疟，不外三法，初截、中和、末补也。

初治法，初起有外因者，不问风寒暑湿之邪，并宜服香苏饮加常山、槟榔、乌梅，于发日五更时服，得吐为佳。盖吐中有发散之义，疟不复作矣。有内因饮食不化，积而成痰，痰变为疟者，宜服平胃散加常山、槟榔、乌梅，临发日五更服。或吐或下，痰积除，疟不作矣。有不内外因者，客忤中恶梦寐颠倒成疟者，此邪疟也，宜四圣丸、斩鬼丹主之。夫人身荣卫之气，昼则行阳二十五度，夜则行阴二十五度。故疟之昼发者，邪在阳分，易治，宜用前法截之。夜发者，不可截也，宜桂枝汤发出血中之邪。似已不已者，必提至阳分然后截也。升提宜用柴胡四物汤，截宜柴胡汤主之。

中治法，邪气渐强，正气渐弱，宜以养正去邪和解为主，宜用小柴胡汤。服三剂后加常山、槟榔、乌梅以去其邪，二补一攻，常与调服，以愈为度。如热多寒少者，宜用柴胡白虎汤。二剂后，间服截药一剂。热多者，用常山、知母、草果、槟榔各一钱。寒多者，用常山一钱半，丁香五分，乌梅一个，各味酒浸一夕，发日五更煎服。

末治法，疟久不退谓之痎疟，乃老疟也。邪气未尽，正气已衰，专以养正为主，使正气复，邪气自退也，宜用十全大补汤主之。食少者，去地黄加神曲。有疟母者，本方加青皮、神曲、九筋鳖甲_{醋炙}调理，脾胃自愈。

疟久不退，腹中或左或右有块者，此名疟母，即癖也。疟后有此，经年不愈，常作潮热，其状似疟，面黄腹大，乃其候也，宜消去之，用月蟾丸，即消癖丸也。如疟久成疳者，宜集圣丸主之。

疟后浮肿者，宜胃苓丸主之。疟与泄泻并作者，宜用柴苓汤加槟榔、乌梅主之。盖小柴胡治疟，五苓治泻痢。槟榔、乌梅，疟痢必用之要药也。

先嗽而后痢，肺虚阳气下陷也。先嗽而后疟，金衰不能平肝也。兼治疟以温肺，加柴胡引入肝经。

疟久成痞者，内用黑马豆一升，常煎服，外用大蒜捣烂，入麝香少许，敷患处，一日立消。如儿小不可服药者，用黄丹五钱，生矾三钱，胡椒一钱半，麝香五厘，共末，好醋调敷，男左女右手足心，绢布包，药热自汗而愈，一方可愈三人。

医案

一儿病疟，医用截药，内有砒丹，三服遂成疳疟。予用平疟养脾丸治疟，再用集圣丸治疳，调理一月而安。

一女子惊后疟，疟久成疳，予用集圣丸调理愈。

一儿先疟后惊，予用调元汤、琥珀抱龙丸而愈。

一子七岁，患疟三年，诸医不效。予视其外候，面色黄白，山根带青，腹大而坚，日久疟成痞，痞生潮热，当与补脾消痞，疟热自退。因立一方，人参、白术、青皮、陈皮、三棱、莪术、木香、砂仁、川芎、当归、黄连、柴胡、九筋鳖甲醋炙，共末，神曲糊丸，炒陈米汤送下。一日三服，调理一月而安。

一儿病疟，予用斩鬼丹，屡截屡发，时当枣熟，问之，啖生枣之故。先用胃苓丸调理三日，后以斩鬼丹截住而安。

一儿七岁，时当秋天，先患外感，因用截药，后变成痢。至冬痢虽止，疟益甚。予视其外候，大骨高起，大肉陷下，发稀目陷，面黄鼻燥，不思饮食，唯啖莲肉，乃内伤脾虚，疳痨疟也，用集圣丸一料，调理至次年二月而安。

一儿久疟成痞，因痞生热，或三五日一发，发则十余日不止，常在申酉时但不寒战又微恶寒，即发热，亦未甚发过，不渴，不头痛，余用消癖丸平疟，养脾丸间日服之，半年而愈。

一儿疟后腹胀，用加减塌气丸而愈。

疳病诸症

小儿疳病，此由乳少不济充饥，父母常以他物饲之，儿性只求一饱，或食太多，或食太少，所以脾胃受伤，生此疳病也。盖疳病乃幼科之极病，虽有五脏之不同，其实皆脾胃之病也。予观幼科书论头绪，大多法无经验，无可取者，惟钱氏分肥、瘦、冷、热四症，庶为近理。而以初病者为肥热疳，久病者为冷瘦疳，似有虚实之分，不知疳为虚症，曾有实者乎？至于治瘦冷疳，方中未免有虚实之失。予谓：钱氏方论非先生亲笔，乃门人附会之说也。今乃以先生之意以补之。曰：儿太饱则伤胃，太饥则伤脾。肥热疳，其食多太饱之症也。冷瘦疳，其食少太饥之症也。以审其食少者，用肥儿丸主之。食多者，集圣丸主之。

医案

一子周岁，初食肉受伤，肢体瘦削，乃食积疳也。似有余，取脾积丸五粒，肉汤下，取下一块如小指大，涎沫夹裹，顿安。

一女初病疟又病痢，身瘦，发热，少食，口啖莲肉五六枚，予用集圣丸而愈。

一子病疳，但多食则腹痛。予曰：人以谷为本，谷入作痛，岂新谷作痛乎？必有旧谷为积未能消去，故与新谷相搏也。岂有绝谷之理乎，乃用养脾消积丸，一料而愈。

疸症有二，有因天地湿热之气而发者，有因水谷之湿热而发者。小儿之病多因湿热食积，与大人不同，宜茵陈胃苓丸主之。用胃苓丸一两，研细末，茵陈五钱，研细末，神曲糊为丸，灯心汤下。

医案

一子十四岁病疸，面目俱黄，予用黄连、黄柏、栀仁、猪苓、泽泻、枳实、厚朴、大黄，共末，神曲糊丸，陈米汤下。初服二日，吐宿黄水二三碗，又二日，利三行，五日退后，调理脾胃而愈。人以脾胃为主，小儿脾常不足，尤不可不调理也。调理之法不专在医，唯在乳母。节饮食，慎起居，使脾胃强，则根本常固矣。盖脾喜温而恶寒，胃喜清而恶热，故用药者，偏寒则伤脾，偏热则伤胃也。制方之法，宜五味相济，四气俱备可也。故积温则成热，积凉则成寒，犹偏热偏寒也。食少则饥，饥则伤脾，食多则饱，饱则伤胃，故调理脾胃，先宜节饮食、适寒温也。今之调理脾胃者，不知中和之道，偏之则害，喜补而恶攻，害于攻者固大，害于补者岂小哉？

儿有食少而易饱者，此胃不受，脾不能消也，宜益胃之阳、补脾之阴，用钱氏异功散合小建中汤主之。

儿有多食而易饥者，此脾胃之邪热甚也，宜泻脾胃之火，三黄枳实丸主之。

儿有脾胃病，当攻补兼用。如专补脾胃则饮食难化，专消导则中气易耗，宜用养脾丸、肥儿丸或钱氏异功散加枳实、木香、砂仁、山药、莲肉、麦芽、神曲、山楂、青皮，共末，荷叶浸水，煮粳米饭丸，米汤下，养脾最妙。

医案

一儿食肉太早，得脾胃病成泻痢，腹大而坚，肌肤瘦消①，已成疳病。乃制一方，人参、蜜芪、白茯、白术、粉草、川芎、当归以补其脾胃，养其气血，又用陈皮、青皮、夏曲、木香、砂仁、枳实、厚朴、神曲、麦芽以消其积，三棱、莪术、鳖甲以消其癖，黄连、干蟾、使君子肉、夜明砂以除疳热，共末，粟米糊丸，麻子大，每服二十五丸，炒米汤送下。

小儿久病，只以补脾为主，补其正气则病自愈，宜养脾丸加所病之药，有一二味在方内，服之自愈。

小儿乳食，伤之轻者，损谷自愈。伤之重者，则消导之，宜胃苓丸、保和丸、养脾消积丸主之。伤之甚者，推去之，审其所伤之物。如伤热食者，宜三化丸、三黄枳术丸、木香槟榔丸。伤冷食者，宜三棱消积丸、丁香脾积丸主之。如脾胃素弱食少，但多食则伤者，补脾，进食肥儿丸最要紧也。

小儿外感风寒则发散之，不可过汗，亡其阳也。内伤饮食则消导之，不可过下，亡其阴也。小儿易虚易实，虚则补之，实则泻之，药必对症，中病即已，勿过剂焉。病有可攻者急攻之，不可喜补恶攻，以夭儿命。病虽有可攻者，犹不可犯其胃

---

① 消：据上下文义，疑为"削"。

气也。小儿用药，贵要中和，偏热偏寒不可多服。如轻粉之去痰，芒硝之去积，硫黄之回阳，有毒之药皆宜远之。故发散者宜惺惺散，消导者宜保和丸。若虚实补泻，当按钱氏五脏补泻之方加减用之。误服热药者宜大豆卷散主之，误服寒药者宜益胃散主之，汗下太过者宜黄芪建中汤主之。

小儿后天强弱全凭乳母，如母壮则乳多而子肥，母弱则乳少而子瘦，母安则子安，母病则子病，其干系非轻。盖乳，补血所化也。血者，水谷之精气所生也。饮食入胃，气通于乳，母食热则乳热，母食冷则乳亦冷。故小儿伤热乳则泻黄色，用黄芩芍药汤加黄连主之；伤冷乳则泻青色，用理中汤主之。乳多者则节之，否则令儿吐乳也。乳少者，宜调其乳母，使乳常足，不可令儿饥饿，以他物饲之为害甚大。调乳母，宜加减四物汤或猪蹄汤主之。乳母切忌食酒面生冷及一切辛热之物，常作猪蹄汤与服，甚良。倘乳母经闭、经漏，须依法治之，恐伤以致乳少也。

脾经类方

藿香散
藿香　苍术　厚朴　陈皮　半夏
水煎。

五苓散
茯苓　泽泻各一钱　猪苓　白术土炒，各八分　官桂三分
水煎。

平胃散
苍术泔浸，五分　厚朴　陈皮各八分　甘草三分
水煎服。

泻黄散

藿香七钱　山栀二两　石膏五钱　防风四两

切片，蜜酒炒微香，研末，水煎温服。

三黄丸

黄连一两　黄芩二两　大黄酒蒸九次，一两

蜜丸服。

钱氏益黄散

青皮　陈皮　诃子　炙草各五钱　丁香一钱

共为末，水煎服，量儿大小加减。此方治胃寒之神品也，病非呕吐泻痢者，不可服。

钱氏异功散

人参　白术　茯苓　甘草　陈皮

各等分为末，每服一钱。

调元汤

人参　黄芪炙　甘草

水煎服。

小建中汤

白芍酒炒　甘草炙，各等分　肉桂减半

水煎去渣，入白糖一匙，温服。

肥儿丸

人参　白术　白茯　山药蒸　莲肉　归身酒洗，各五钱　陈皮　青皮　木香　砂仁　神曲　使君子肉　炙草　桔梗　麦芽各二钱

用荷叶浸水，煮粳米饭丸，如麻子大，每服二十丸，米汤下。

胃苓丸即胃苓汤

白术　茯苓　猪苓　泽泻　官桂　苍术　厚朴　陈皮　甘

草　草果煨

共末为丸。

琥珀抱龙丸

琥珀　人参　天竺黄　白檀香　茯苓各七钱半　炙草　枳实炒，各一两半　辰砂　胆星各五钱

金箔为衣，各细末和匀，井水为丸，阴干，每服一丸，薄荷汤下。

理中汤

人参　白术　甘草　干姜

引姜、枣煎服。

天水散即六一汤

滑石粉二钱　甘草一钱

冷水灯心汤下。

惺惺散

人参　白术　白茯　甘草　花粉　桔梗　细辛　麻黄　川芎　当归　防风　姜

水煎服。一本无麻黄、川芎、当归、防风。

东垣安神丸

川连酒炒　朱砂飞　生地各五钱　甘草三钱　归身二钱

共末，蜜丸，如米大，每服十五丸至三十丸，温水下。

辰砂五苓散

即五苓散加朱砂是也。

葶苈丸

葶苈去皮，隔纸炒　黑牵牛取头末，炒　杏仁去皮尖，研　防己各等分

共末，枣糊为丸，如麻子大，每服五丸。

地黄丸

熟地二两　萸肉　山药各一两　白茯　粉丹皮　泽泻各七钱

蜜丸，空心盐汤下。

养脾丸

人参　白术　茯苓　炙草　白芍酒炒　炙芪　陈皮　归身
山药　莲肉各一两　神曲五钱　肉桂二钱

荷叶水煮，粳米糊丸，米汤下。

参苏饮

人参　苏叶　干葛　前胡　半夏制　陈皮　甘草　枳壳炒
桔梗　木香等分　姜三片

水煎。

五皮汤

桑白皮　陈皮　茯苓皮　大腹皮洗　姜皮

水煎服。

参苓平胃散

即前平胃散加人参、白茯、姜、枣。水煎。

安肾丸

川乌泡，去皮尖　桂心各一两　白茯　白术　石斛酒炒　巴戟
白蒺藜炒，去刺　苁蓉酒洗，焙　破故纸炒　桃仁炒，去皮尖　萆薢各
三钱

蜜丸，如芡实子大，每服一丸，盐汤下。

三黄金花丸

黄连　黄柏　黄芩　山栀各等分

冷水为丸，如麻子大。

茵陈五苓散

即前五苓散加茵陈。水煎服。

钱氏加减异功散

即前异功散去白茯，加青皮、枳实、川连姜片炒、夏曲、木香、藿香、丁香。水煎服。

河间凉膈散

翘壳　黄芩各八分　薄荷　栀仁各一钱　甘草　大黄　朴硝各五分　竹叶五张

水煎，临服入□一匙。

三黄枳术丸

即前三黄丸加神曲炒、陈皮、白术各一两，枳实炒五钱，用汤浸蒸饼。

木香槟榔丸

木香　槟榔　青皮　陈皮　三棱　莪术　黄芩　黄柏　香附　枳壳炒，各一两　大黄炒，加倍

共末，水杵丸，如麻子大，姜汤下。

丁香脾积丸

三棱煨　莪术煨　青皮醋炒　良姜醋炒　巴霜各五分　木香　牙皂各八分　百草霜三钱　卜子二钱

共末，醋煮，面糊丸，如麻子大，量大小加减。

丹溪保和丸

卜子炒　陈皮　连翘各五钱　山楂　茯苓　半夏　神曲各三钱

共末，神曲糊丸，麦芽汤下。方内加白术，即大安丸也。

木香承气汤

枳实炒　厚朴炒　槟榔酒浸　大黄煨　木香减半

共末，酒糊丸，如麻子大，白汤下。

加减塌气汤

荜茇　砂仁　丁香　青皮　全蝎炒　卜子炒

等分为末，神曲糊丸，麻子大，厚朴汤下。

消癖丸

人参　陈皮　三棱　莪术　木香　砂仁　鳖甲　枳实　夜明砂　使君子　干蟾　麦芽　半夏曲　昆布

酒曲糊丸，麻子大，每服十五丸至二十丸，米汤下。

集圣丸

芦荟　五灵脂　夜明砂　陈皮　青皮　莪术　木香　黄连　使君子　虾蟆　砂仁

香蟾丸

木香　人参　当归　黄芪　桔梗　三棱　莪术　鳖甲　绿矾　枳实　使君子　楝根皮　诃子　黄连各一两　干蟾五钱半

共末为丸，如绿豆大，每服三四十丸，米汤下。

黄连解毒丸失

安虫丸

莪术醋煨　木香　黄连　青皮　槟榔　使君子　白芜荑　白雷丸　楝根皮各等分

醋糊为丸，如麻子大，白滚汤下。

瓜蒂散

甜瓜蒂炒黄　赤小豆

共末，用酸齑①水调下。

小陷胸汤

枳实炒，二钱　半夏　黄连炒，各八分　草蔻炒，五分

神曲糊丸，如麻子大，姜汤下。

---

①　齑（jī积）：捣碎腌制的姜、蒜、韭菜等。

枳术丸

白术　枳实

水煎服。

养脾消积丸

苍术　白术　陈皮　厚朴　枳壳　青皮　半夏　麦芽　神曲　山楂

等分为末，蒸饼为丸，如米大，每服二三十丸，米汤下。

三圣散

苍术盐水炒　良姜青油炒

细末，热酒下。

赤石脂禹余粮汤

赤石脂　禹余粮各一斤

水六升，煮至二升，去渣，分二次服。

一粒丹即白玉丹

寒水石服二两　白矾一两

共末，水糊丸，如小豆大，每服一丸，米汤下。

桂枝汤

桂枝　芍药　甘草　生姜　大枣

水煎。

藿香正气散

藿香　苏叶　白芷　大腹皮　茯苓各一钱　白术炒　陈皮　夏曲　厚朴　桔梗各八分　甘草三分　生姜　大枣

煎服。

二陈汤

半夏　陈皮　茯苓　甘草　姜三片

煎服。

六君子汤

人参　白术　茯苓　甘草　半夏　陈皮　姜　枣

煎服。

白术散

人参　白术　茯苓　甘草　藿香　木香　干葛等分

水煎。

参苓白术散

人参　白术　茯苓　甘草炙　桔梗　扁豆炒　山药　砂仁
莲肉　苡米

为末服。

约脾丸失

补中益气汤

黄芪炙，一钱半　炙草　白术炒　陈皮　当归各五分　人参八分
升麻　柴胡各三分　姜三片　枣二枚

水煎。

禹余汤失

豆蔻丸

木香　砂仁各三钱　龙骨　诃子　豆蔻各五分　赤石脂煅　枯
白矾各七钱半

共末，神曲糊丸，如米大，每服三十丸，米汤下。

胃风汤

人参　白术土炒　茯苓　当归　川芎　白芍炒

各等分为末，每服二钱，米汤下。

猪苓汤

猪苓　泽泻　茯苓　滑石　阿胶

煎服。

薷苓汤

香薷一钱　厚朴　扁豆炒，各五分　黄连姜炒，二分　猪苓　茯
苓　白术炒　泽泻各八分　官桂三分　灯心二分

煎服。

玉露散

寒水石煅　滑石煅，各三两　甘草一两

共末，冷水调服。

胃苓汤一名胃苓丸

即前平胃散合五苓散也。用姜、枣煎服。

升麻除湿汤

猪苓　泽泻各八分　神曲　麦芽各一钱半　升麻　苍术各三分
防风　羌活各八分　藁本五分　蔓荆子　甘草各三分

水煎服。一本无羌活、藁本、蔓荆子。

黄连丸

黄连　干蟾炙，各一钱　木香　使君子　芦荟　夜明砂各一钱

山药糊丸，如麻子大，米汤下。

桂苓甘露饮

即五苓散加寒水石、滑石、甘草、石膏。

化斑汤

黄连二分　青黛一分　犀角　知母　山栀各八分　石膏　元
参　生地各一钱　柴胡　甘草各三分　人参五分　生姜三片

醋一匙冲服。

木香导滞丸

枳实炒　木香　黄芩各二钱半　厚朴炒　槟榔　黄连　黄柏各
一钱　大黄五钱　黑丑生、熟各半，取头足，二钱

酒曲糊为丸，如小豆大，白汤下。

香连丸

黄连一两，用吴萸五钱拌炒干，去吴萸　木香五钱　石莲肉三钱

酒糊丸，如麻子大，陈米汤送下五六丸。

保和导滞丸

陈皮　夏曲　茯苓　枳实炒　厚朴炒　槟榔各五钱　卜子炒，
二钱半　木香一钱半

共末，神曲糊丸，如麻子大，陈米汤下。

加味地黄丸

即六味地黄丸加牛膝、虎胫骨酥炙，共末，蜜丸。

加减八珍汤

即八珍汤去川芎、白术，加黄连炒、阿胶炒、木香，共末，
水丸，如麻子大，炒米汤下二三十丸。

剪红丸

归身　黄连炒　槐角了炒　枳壳炒　芥穗　侧柏叶炒

等分共末，酒曲糊丸，麻子大，米汤下。

和中丸

人参　甘草　归身　车前子炒　猪苓　泽泻　神曲　黄连
炒，各三钱　麦芽炒　诃子肉煨　干姜炮①　石莲肉　木香　肉蔻
煨白茯　白术　白芍炒　陈皮各三钱

酒糊丸，陈米汤下。

阿胶梅连丸

阿胶草灰炒成珠，研细，和匀药末　赤茯　乌梅去核，炒　赤芍炒
黄柏炒　黄连炒　干姜炒　当归炒

等分共末，和匀，水丸，如麻子大，每服十五丸，陈米

---

① 炮：原作"泡"，据文义改。

汤下。

平疟养脾丸

人参　白术　白茯　炙草　川芎　当归　陈皮　半夏　苍术　厚朴炒　柴胡　黄芩　猪苓　泽泻　常山　草果　青皮　肉桂　鳖甲醋炒

等分共末，择日修合，如麻子大，陈米汤下。

截疟枣

丁香　常山各一两　苏叶二两　全蝎二十个　大枣百个

共煮，每服二三枣，力壮者五六枣，临时嚼服。

斩鬼丹

黄丹二钱　独头大蒜二个

共和研烂如泥，五月五日至诚修合，临发日五更，取长流水，向东服下。

柴胡桂枝汤

柴胡　半夏各八分　黄芩一钱　人参　甘草各三分　桂枝　芍药各五分　生姜三片　大枣二枚

水煎服。

四圣散

穿山甲去筋膜，灰拌炒，五钱　常山　乌梅去核，焙　槟榔各□两

共末，糯米糊丸，黄丹为衣，如麻子大，每服十五丸至三十丸，量儿大小加减，发日五更，温酒面向东服。

柴胡白虎汤

柴胡　黄芩　半夏　甘草　人参　生姜　大枣　石膏　知母

入粳米煎服。

香苏饮

香附　苏叶　陈皮　甘草

水煎服。

柴胡四物汤

人参　柴胡　甘草各三分　半夏七分　黄芩　白芍各八分　当归　生地各一钱　川芎六分　姜三片　枣二枚

水煎。

柴胡汤

柴胡　黄芩　半夏　甘草

水煎服。

十全大补汤

人参　白术　茯苓　甘草　川芎　当归　白芍　熟地　黄芪　肉桂　姜　枣

煎服。

柴苓汤

柴胡　黄芩　半夏　人参　甘草　猪苓　泽泻　官桂　姜　枣

水煎服。

黄芩芍药汤

条芩　白芍等分　甘草　黄连

水煎。

加减四物汤

归身　生地　川芎　麦冬　桔梗　人参　生甘草等分

水煎服。

三化丸

枳实炒　厚朴炒　大黄等分

神曲糊丸，如麻子大，每服量儿大小强弱加减，温汤下。

三棱消积丸

三棱　莪术二味俱炮①　神曲各二钱　青皮　陈皮　小茴　巴霜和米炒黑，去米，各五钱　益智　丁香各三②钱

共末，醋糊丸，如麻子大，量儿加减，生姜汤下。

益胃散

陈皮　蜜芪各七钱　益智　白豆蔻　泽泻　干姜炒，各三钱　砂仁　甘草　藿香　厚朴炒　人参各三钱

共末，每服五分至一钱，姜枣汤下。

大豆黄卷散

贯众　板蓝根　甘草　大豆卷即豆芽

共细末，每服五分，井水煎，冷服。

黄芪建中汤

黄芪炒　桂枝　芍药　甘草　生姜　大枣

水煎服。

猪蹄汤

木通　猪蹄

水煎服。

肾经主病

肾主虚，本无实，此因胎气怯弱，故精神不足。白睛多，颅不合，面色㿠白，骨重，惟欲下坠而缩身，两足热而不喜覆衣，自脐以下皆肾部，因肾虚则心气下行而热故也，并宜用地黄丸主之。惟痘疹有实，实则黑陷归肾，此非钱氏之语，乃记

---

① 炮：原作"泡"，据文义改。
② 三：原脱，据《内外伤辨》中"三棱消积丸"补。

者之误而不详者也。所以启后人之疑有泻肾之方，如百祥丸之类，有补脾泻肾之论，令人夭折，尽信书则不如无书也。盖人之一身，肺主皮毛，心主血脉，脾主肌肉，肝主筋，肾主骨髓。五脏之有肾，犹四时之有冬也。痘疹之毒，自骨髓出，现于筋肉血脉皮毛之外，如品物之聚成于冬者，发散而为春之生、夏之长、秋之收也。变黑归肾则不能发散于外而反陷于内。此肾中真气之虚，邪气之实，所以立百祥丸、牛李膏，以泻肾中之邪气，非泻肾中之真气也。况肾中之水润泽光壮，由津液之充满也。痘疹黑陷者，正肾气主虚，水不胜火，津液干枯，故变为黑，倒陷入里。所谓泻者，泻虚火救水之良法也。

肾经兼症

诸虚不足，胎禀怯弱者，皆肾之本脏病也。五脏病后或肾虚者，各用地黄丸随症加减治之。

兼见肝症及惊风手足瘈者，宜地黄丸加牛膝、当归、续断各二两，肉桂一两，为末，蜜丸。

兼见心症及惊风失音不语者，宜地黄丸加石菖蒲、柏子仁、远志肉各二两，为末，蜜丸。

兼见脾症及吐泻变痢者，宜地黄丸加黄连、黄柏酒炒各二两，干姜炒、肉蔻煨各一两，为末，蜜丸。

兼见肺症及咳嗽痰中有血者，宜地黄丸加天冬炒、麦冬炒、知母炒、黄柏炒、阿胶炒各二两，为末，蜜丸。

肾所主病

钱氏曰：肾主虚，即胎禀不足之病也。经云：肾主骨，骨会大杼。大杼以上，喉骨也，项者，头之颈颈，弱则头倾矣；

大杼以下，脊骨也，脊者，身之柱脊，弱则身曲矣。脊之下，尻骨也，尻骨不成则坐迟矣；尻之下，胯骨也，胯骨弱则不能立矣；胯之下，膝骨也，膝骨弱则不能行矣。齿者，骨之余，骨气不足则生齿迟矣；发者，血之余，肾主血，血不足则发不生矣。皆胎禀不足之病也，此数者，谓之五软。此儿难养，并宜地黄丸加当归、牛膝、川断、杜仲主之。

肾肝在下，肾属水，肝属木，水生木，母子也。肾主骨，肝主筋，骨属于筋，筋束于骨，相为依附也。肝虚筋弱者，亦地黄丸主之，乃虚则补其母也。肾主骨髓，脊者，髓之路，脑者，髓之海也。肝脉与肾脉内行于脊骨之中，上会于脑，故头破颅解脊疳之病，又肝肾之风热，子传于母之病也。

解颅有二，或生下之后头缝四破，头皮光急，日渐长大，眼棱紧小，此髓热也。又有生下五六个月后囟门已合而复开者，此等小儿大抵难养。肾肝风热之病，宜泻青丸加黄柏、黄连、黄芩等分为末，蜜丸服之，所谓实则泻其子也。

眼疳者，小儿生后，生疮成饼，状如覆盘，此风热也，宜泻青丸加蔓荆子、白蒺藜炒煎服。

脊疳者，小儿疳瘦，脊如锯齿，筋高高起，拍之有声，宜集圣丸加胆草、山栀、黄柏，同为末丸。

齿根黑烂臭恶出血者，名走马疳，宜橡斗散主之。用橡斗壳不拘多少，入盐填满二斗，相合烧过，研搽。

医案

予孙周岁生走马疳，用尿桶底日迹括下，放新瓦上焙干五分，五倍子内虫灰三分，鼠妇焙干三分，枯矾一钱，共研细末，先用腊茶叶浸米泔水洗净患处，敷之神效，因名之曰不二丸。

儿有大病暴喑失音者，此肾怯也，宜地黄丸加石菖蒲主之。

小儿痘后，有平时大便常难者，或后重者，此肾虚血不足也。《难经》云，利如下重是也。不可听信庸医，妄用下剂，宜地黄丸加当归二两、大麻仁二两主之。

肾经类方

地黄丸

地黄二两，砂仁酒拌，蒸晒九次　萸肉酒浸　山药各一两　茯苓乳拌　丹皮酒拌　泽泻各七钱

蜜丸，空心盐汤下，冬天酒下。

百祥丸

红芽大戟一两　青州枣三十枚

为丸服。

牛李膏失

陈氏异功散

木香　人参　当归　陈皮　肉蔻煨　丁香　厚朴各一钱半　肉桂　茯苓　白术各一钱　半夏　附子各八分　姜　枣

水煎服。

泻青丸

胆草　羌活　防风　山栀　当归　熟大黄

水煎服。

芦荟泻肝丸失

集圣丸

芦荟　莪术　五灵脂　夜明砂　陈皮　青皮　使君子各三钱　木香二钱　黄连　虾蟆炙　砂仁各二钱

用雄猪胆二枚取汁，打糊为丸，如麻子大，每服十五丸，米汤下。

校注后记

一、作者生平考

周高为在《幼科医学指南》序中云："沙城家慎斋先生。"据此可知，作者周震，字慎斋，沙城（今河北省张北）人。据序中所言，周震"精通医学，所著各科，悉皆症治详明，足为准绳"，可以明确周震精通的科目较多，其著作除《幼科医学指南》之外，据《中国中医古籍总目》载，周氏尚著《秘传女科》一书。周氏两部著作的成书时间均为清顺治十八年（1661），故推断其出生年代早于清顺治十八年（1661），应为明末清初时期的医家。周氏的学术思想受钱乙的影响颇深，或引用钱氏的话阐明医理，或罗列钱氏的多个方剂治疗。查阅《千顷堂书目》《张北县志》《河北省地方志》《清史稿》《中医古籍通考》《中国医籍考》等书目，均未有周震生平的相关记载，故其生平暂无法考证。

二、著作与版本流传考证

据《中国中医古籍总目》所载，《幼科医学指南》版本有17种，其中现存最早者为清乾隆三十年（1765）刻本，藏于辽宁省图书馆。但本人与辽宁省图书馆取得联系，获得其馆藏该书的书影，第一页赫然注明清乾隆五十四年（1789）刻本溧阳保赤堂玉树堂藏板，比对该版本与国家图书馆所藏清乾隆五十四年（1789）刻本溧阳保赤堂玉树堂藏板，发现内容并无二致，由此可知，《中国中医古籍总目》所载清乾隆三十年（1765）刻本（辽宁图书馆）有误。

《幼科医学指南》序谓："惜未经梨枣，抄写流布……予友吴子鹤山、潘子山晓，悲悯者久之，于是搜罗善本，详加订正，条分缕析，了如指掌，颜曰《幼科指南》……乾隆己酉孟冬月歌岐周高为焜曦亭氏序。"《幼科医学指南》凡例中言："是书旧无刻本，多属抄写。"由上述知晓，该书成书后多以抄本形式流传，直至周氏才刊刻于世。《中国中医古籍总目》记载清乾隆三十年（1765）刻本实为清乾隆五十四年（1789）刻本溧阳保赤堂玉树堂藏板，推断最早的刻本为清乾隆五十四年（1789）刻本。同一年的刻本尚有清乾隆五十四年（1789）吴潘两氏校刻本宜兴道生堂藏板与清乾隆五十四年（1789）溧阳华聚玉刻本，三种刻本先后顺序实难判断，因此查看现存的 15 个版本，均以清乾隆五十四年（1789）吴潘两氏校刻本宜兴道生堂藏板为底本进行整理，考虑可能该版本时间稍早，且据《中国中医古籍总目》所载，此版本藏于中国中医科学院图书馆和福建中医药大学图书馆，可获得全文，因此，此次整理以该版本为底本。比较中国中医科学院图书馆和福建中医药大学图书馆所藏清乾隆五十四年（1789）吴潘两氏校刻本宜兴道生堂藏板后发现，福建中医药大学图书馆所藏版本内容缺失两页，而中国中医科学院所藏版本内容完整无缺失，无虫蛀，字迹清晰，故以中国中医科学院图书馆所藏清乾隆五十四年（1789）吴潘两氏校刻本宜兴道生堂藏板作为底本。该版本正文半叶 8 行，每行20 字不等，白口，左右双边，黑单鱼尾。卷一首叶半框 18cm ×11.8cm。版心原镌："幼科指南"、卷次、各卷卷名及叶码。书名页原镌："周慎斋先生著""幼科指南""宜兴道生堂藏版"。清乾隆五十四年（1789）刻本溧阳保赤堂玉树堂藏板，此版本藏于国家图书馆和中国中医科学院，本人实地调研后发现，藏于国家图书馆的版本保持完好，字迹清晰，内容完整，而藏于中国中医科学院的版本虫蛀较多，部分字迹模糊难辨，因此以国家图书馆所藏的该清乾隆五十四年（1789）刻本溧阳保赤堂玉树堂藏板作为主校本。除了上述两个版本，该书尚有清乾隆刻本，藏于中华医学会上海分会图书馆，前去上海调研后发现此版本内容极其不完整，破损、缺失较多，已无法还原该书原貌，所以弃之不用。藏于中国中医科学院图书馆的清嘉庆十九年（1814）刻本溧阳保赤堂藏板，藏于福建中医药大学图书馆的 1926 年上海文成书局石印本，藏于中国中医科学院图书馆的 1933 年上海广益书局石印本，藏于上海华明图书馆石印本，藏于国家图书馆的 1955 年上海锦章书局据民国十四年（1925）版重印本，藏于甘肃中医学院图书馆的清光绪三年（1877）刻本，藏于上海图书馆的清刻本、1925 年上海益新书局石印本、1926 年上海中原书局石印本，藏于安徽中医学院图书馆的常州益新书社刻本，藏于上海中医药大学图书馆的 1936 年上海千顷堂书局石印本，藏于天津医学高等专科学校图书馆的抄本，藏于辽宁中医药大学图书馆的收录于《幼科大成》的 1926 年上海文成书局石印本，藏于南京中医药大学图书馆的 1926 年上海中原书局石印本等版本，刊行年代较迟，且福建中医药大学图书馆也藏有 1925 年上海益新书局石印本，故以此石印本作为参考。

三、著作内容与学术影响考评

《幼科医学指南》全书共四卷。卷一为儿科歌赋及议论；卷二为小儿杂症；卷三、卷四分别论述小儿心、肝、脾、肺、肾诸经病证，并附医案。书中囊括小儿疾病辨证、治疗两大方面。首先，在辨证方面，作者不拘泥古方古训，且有发挥，补充前人三关辨证，指出脉纹青紫为心、肝有病，黄白病在肝、肺，色黑病在肾；论病源治法，或先治其深，后治其浅。其次，在用药方面，不主张峻攻，因小儿肠胃柔脆，如草之芽，稍加克伐，即伤真元。如治小儿惊后热不退，认为"大惊以后，脾胃已虚，寒凉不可用，遂用理中丸，一服而安"。同时，提倡乳母服药治疗小儿疾病。再次，在治疗方面，重视四时之气对疾病治疗的影响，如治泄泻一症，春夏得之，宜先清暑后补脾，不可以补脾为要。作者积多年临症经验，用药有独到的见解，在所附验案中可窥一斑，足资儿科临证参考。

本书特色如下：①识病辨证，五脏为纲。辨识幼科疾病，总以五脏为纲，认为五经有主病、有兼症，或正治，或从治，或先治其深，后治其浅，或急治其标，缓治其本。②歌诀记载，便于记诵。对小儿病证治疗立有歌诀，配西江月总结，使学者容易掌握，是其独到之处。③四诊之察，以色为首。周氏在诊察小儿时，重视察形观色，尤其是察色。周氏曰："视色为四诊之首，不先辨色，何知休咎。""观乎色之所现，知其病之所起。""欲观气色，先分部位。"④临床治疗，重视补脾。周氏认为人以脾胃为主，小儿脾常不足，尤不可不调理也。对前人方，议之甚详，尤其重视补脾，临证多以补脾为主。如治小儿夏月疾病，以补脾除湿为主；冬月得之，以温剂治之；四时积泻，先去积，后调脾胃等。

方名索引

五　画

总 书 目

医　经

内经博议

内经精要

医经津渡

灵枢提要

素问提要

素灵微蕴

难经直解

内经评文灵枢

内经评文素问

内经素问校证

灵素节要浅注

素问灵枢类纂约注

清儒《内经》校记五种

勿听子俗解八十一难经

黄帝内经素问详注直讲全集

基础理论

运气商

运气易览

医学寻源

医学阶梯

病机纂要

脏腑性鉴

校注病机赋

松菊堂医学溯源

脏腑证治图说人镜经

内经运气病释医学辨正

藏腑图书症治要言合璧

淑景堂改订注释寒热温平药性赋

伤寒金匮

伤寒考

伤寒大白

伤寒分经

伤寒正宗

伤寒寻源

伤寒折衷

伤寒经注

伤寒指归

伤寒指掌

伤寒点精

伤寒选录

伤寒绪论

伤寒源流

伤寒撮要

伤寒缵论

医宗承启

伤寒正医录

伤寒全生集

伤寒论证辨

伤寒论纲目

本　草

鼎刻京板太医院校正分类青囊药性赋

方　书

医便

卫生编

袖珍方

内外验方

仁术便览

古方汇精

圣济总录

众妙仙方

李氏医鉴

医方丛话

医方约说

医方便览

乾坤生意

悬袖便方

救急易方

程氏释方

集古良方

摄生总论

辨症良方

卫生家宝方

寿世简便集

医方大成论

医方考绳愆

鸡峰普济方

饲鹤亭集方

临证经验方

思济堂方书

济世碎金方

揣摩有得集

瓯斋急应奇方

乾坤生意秘韫

简易普济良方

名方类证医书大全

南北经验医方大成

新刊京本活人心法

临证综合

医级

医悟

丹台玉案

玉机辨症

古今医诗

本草权度

弄丸心法

医林绳墨

医学碎金

医学粹精

医宗备要

医宗宝镜

医宗撮精

医经小学

医垒元戎

医家四要

证治要义

松厓医径

济众新编

扁鹊心书